医療崩壊 真犯人は誰だ

鈴木 亘

講談社現代新書

2642

はじめに

新型コロナウイルスとの戦いが続く中、多くの人々が、我が国の医療体制に対して、「どこかがおかしい」、「何かが間違っている」と気づき始めています。

もちろん、はじめは、日夜、コロナ患者の治療にあたっている医師や看護師たちの奮闘ぶりに、国民の多くが感謝の気持ちを抱いたことは間違いありません。今でも、最前線の現場で多忙を極める医療従事者たちへは、頭の下がる思いがします。

また、コロナ禍が始まってすぐの2020年4月には、「医療崩壊の恐れがある」として、早くも1回目の「緊急事態宣言」が発出され、小中高校の一斉休校、百貨店などの大規模商業施設の閉鎖、不要不急の外出自粛など、経済活動の急停止を余儀なくされました。しかし、国民の多くは、（そんなに簡単に医療崩壊が起きるのかと驚きつつも）、「頑張っている医療従事者たちのためならば仕方がない」と、政府の指示・要請に実によく従いました。

しかしながら、その後、コロナ患者を受け入れて治療にあたっている病院は、実は医療機関全体のごく一部であることがだんだんと分かってきました。本当に国民の命を守ってくれていたのは、ごく限られた大病院などの勤務医や看護師たち、そして患者と病院間の調整などに駆け回る保健所職員たちなどだったのです。

幸い、2021年に入ってからはワクチン接種が急速に進み、デルタ株の感染が急拡大する中でも、なんとかオリンピックを開催できました。しかし、その裏には、度重なる緊急事態宣言やまん延防止等重点措置、その延長に次ぐ延長で、国民生活に大きな犠牲が強いられていたことを忘れるわけにはいきません。それにもかかわらず、オリンピックが終わって、ワクチン接種率（1回目）が高齢者の9割、全年齢でも6割を超える状況になっても、政府は相変わらず、医療体制の拡充は二の次で、人流抑制策ばかりに頼ろうとするのでした。

この頃から、これまで従順に政府要請に従ってきた国民の行動に変化がみられるようになってきました。緊急事態宣言やまん延防止等重点措置の発出下であっても、都市部の繁華街や主要観光地の人流があまり減少せず、飲食店の中にも、提供禁止を要請されている酒類を出したり、夜間までの営業を行う店が現れ始めたのです。こうした国民行動の変化を、「コロナ疲れ」とか「コロナ慣れ」というように軽く見る向きもありますが、果たしてそれだけでしょうか。医療体制の拡充というやるべきことをやらず、もっぱら国民に犠牲を強いるばかりの政府や医療界に対する「無言の抗議」という要素も大きいのではないかと思われます。さらに、補助金を得ながら、コロナ患者受け入れを拒否する幽霊病床や、国が所管する各病院の努力不足も明らかになっています。例えば、第5波の最中において、コロナ患者の即応病床を持つ都内172の病院のうち、病床使用率が40％未満の病院が27あり、うち7病院が患者数ゼロでした（62ページ参照のこと）。

また、国立病院や旧社保庁系病院のコロナ病床数は、利用可能な病床数のわずか5％程度です。特に、旧社保庁系病院（地域医療機能推進機構）は、政府対策分科会の尾身茂会長が理事長を務める病院群ですから、この努力不足はあまりにも残念です（95ページ参照のこと）。さらに、国立大学病院は、医療スタッフや設備、病床数が非常に充実していますが、第3波の最中においてすら、そのほとんどが10人以下のコロナ重症患者しか受け入れていませんでした。こうしたことがわかるにつれ、これまでタブー視されてきた医療界への批判が公然と行われるようになってきました。もはや国民の間には、医療体制への不信感が渦巻いているように思われます。

さて、本書の目的は、この「医療体制の謎」に迫ることです。コロナ禍が始まる前、我が国の医療は世界の中でも特に充実していると、国民の多くが信じていました。政府も日本医師会も、「世界に冠たる日本の医療」などと自画自賛していたことを覚えている人も多いでしょう。しかし、実際には、世界的にみて桁違いに少ない感染者数や重症者数、死亡者数であるにもかかわらず、我が国の医療体制は、かくも簡単に医療崩壊の危機に直面しました。救急搬送されても、たくさんの病院に受け入れを拒否されたり、入院待機中に自宅で亡くなるコロナ患者が続出したのです。

そして、2020年1月に新型コロナウイルスが日本に上陸してから、はや2年もの月日が経とうとしているのに、感染拡大のたびに医療逼迫《ひっぱく》を繰り返す状況に大きな変化が見られていません。その背景に一体何があるのか、本書を通して、その大いなる謎に迫ってゆきましょう。

目次

第一章　世界一の病床大国で起きた「医療崩壊」

コロナ禍は、平時にはなかなか見えにくかった日本社会の様々な歪みや問題点を浮かび上がらせていますが、その中でもとりわけ大きな課題が、「医療提供体制」の問題と言えるでしょう。医療提供体制とはやや聞き慣れない言葉ですが、簡単に言えば、「医療サービスの実施体制」、「医療機関側の体制整備状況」のことです。つまり、病院や診療所などの医療機関がどこにどれぐらいあり、それぞれに何人ぐらい医師や看護師がいて、病床（病院の入院用ベッドのこと）がどれぐらいあって、結局、どのぐらいの数の患者を治療できる体制を持っているかということです。もう少し広く解釈して、消防の救急や保健所など、医療機関を支える側の実施体制も含めて、医療提供体制と呼ぶこともあります。

第1波から医療危機宣言

いずれにせよ、今回のコロナ禍では、その医療提供体制が逼迫、あるいは、医療崩壊の危機と呼ばれるような事態に陥りました。図表1－1は、新型コロナウイルスが日本に上陸して以来の新規感染者数と死亡者数の推移を見ています。これまでの間に、きれいに5つの波が存在していることがわかります。

最初、我々がまず驚かされたのは、まだ新規感染者数がそれほど多くなかった第1波の

図表１－１　新型コロナの新規感染者数と死亡者数の推移
（日次データ）

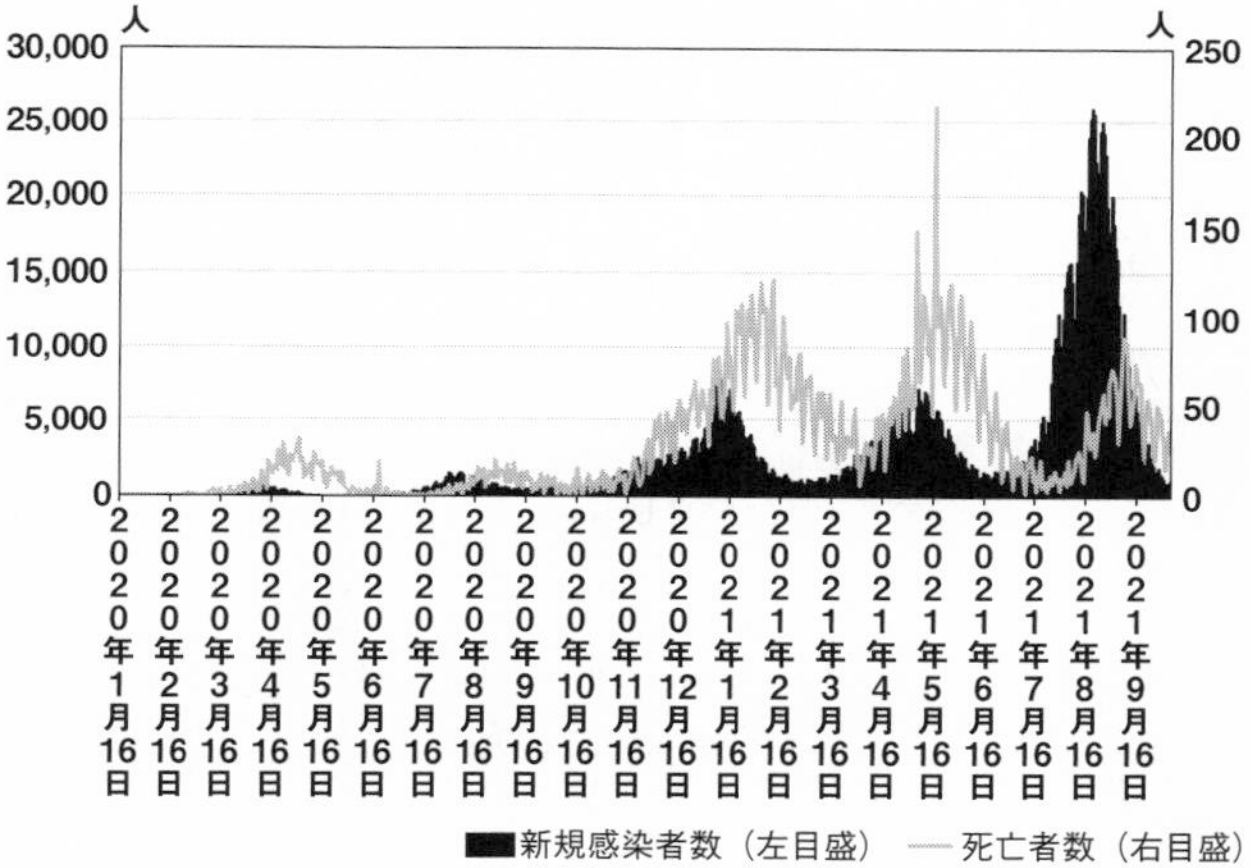

注）出典は厚生労働省のオープンデータ。

最中、２０２０年４月１日の段階で、日本医師会が早くも「医療危機的状況宣言」を行い、医療崩壊の危機が迫っていると記者会見したことでした。小池百合子東京都知事もその前に緊急会見を行い、「感染爆発　重大局面」と大書されたボードを掲げて、何度も「医療崩壊が起こりかねない」との懸念を表明し、不要不急の外出自粛、夜間の外出自粛などを都民に要請しました。ただ、４月１日時点の全国の新規感染者数は３月より増えたとは言え、まだ２５７人です。重症者数はその時点までの合計（累計）で62人、死亡者数は累計で57人にすぎません。第５波まで経験した現在の我々の目からみれば、この程度の感染状況はむしろ感染拡大が収まった時に近い感覚ですが、首都圏を中心に、早くも新型コロナ患者の受け入れ病床が逼迫する事態となったのです。

実際、都内のコロナ患者を受け入れている病院の多くで入院病床が満杯となり、なかなか搬送先が見つからない事態になりました。大相撲・三段目の力士である勝武士《しょうぶし》さんが、高熱を出しながらも受け入れ病院が数日見つからず、28歳の若さでこの世を去ったのはこの少しあとです。結局、政府は2020年4月7日に「緊急事態宣言」を発出し、5月25日の全面解除まで、小中高校の一斉休校（3月から順次始まった臨時休校を継続）や百貨店・商業施設などの休業、飲食店の時短営業、オフィス出勤者数の7割削減などを、国民や企業に要請しました。「接触機会の8割削減」という目標を掲げた相当強力な人流抑制策でしたが、人々が政府の要請によく従ったおかげで、いったんは感染の押さえ込みに成功したかに思えました。[1]新型コロナウイルスはインフルエンザと同様、夏場は流行しにくいと言う専門家もおり、多くの国民が、やれやれ一段落かとホッと胸をなで下ろしました。

感染爆発となった第3波

しかし、それは大きな間違いでした。緊急事態宣言を解除した途端、夏に向かう時期であったのにもかかわらず、早くも第２波の流行に突入したのです。ただ、この時点ではまだ人々は緊張感を持っており、第１波で身につけていた三密回避などの感染防止策をよく守ったせいか、それほど大きな感染拡大につながらず、第１波ほどには医療逼迫も起きませんでした。前々ページの図表１－１をみると、新規感染者数は第１波よりも増えましたが、死亡者数はむしろ少なくなっています。結局、緊急事態宣言を発出するまでもなく、感染者数は徐々に減少してゆきました。

もっとも、ＧｏＴｏトラベルキャンペーンなどの経済活動再開を目指した政策が取られるようになると再び人流が増加し、２０２０年の秋口から冬場にかけ、これまでにない感染爆発が起きてしまいました。第３波の到来です。図表１－１を見ても明らかなように、死亡者数はまさに桁違いに増加しています。

当然、医療もかつてない逼迫状況に直面します。まず、救急車で運ばれる急患の受け入れ先がなかなか見つからず、長時間、救急車の中に滞在するというケースが急増しまし

1　もっとも、人々は緊急事態宣言などの政策よりも、日々、マスコミで伝えられる新規感染者数増加のニュースに危機感を感じて、自主的に人流抑制を図ったのだという経済学の研究もあります［Watanabe T, Yabu T（2021）：Japan's voluntary lockdown. PLoS ONE 16(6):e0252468］。

た。4ヵ所以上の医療機関に搬送を照会し、救急隊の現場到着後、搬送開始までに30分以上かかったケースを、消防庁では「救急搬送困難事案」と呼びますが、ピークであった2021年1月11日から17日にかけて3317件もの事案が発生しており、これは前年の同時期の2・2倍という水準でした。千葉市では自宅療養中だったコロナ患者からの救急要請に対し、20もの医療機関が受け入れを拒み、現場での調整に6時間33分かかったことが報道されました。もちろん、この救急搬送困難事案は、新型コロナ患者だけではなく、コロナ以外の患者を含んだ数です。コロナ患者の受け入れ先がなかなか見つからないことが、コロナ以外の急患にもしわ寄せをもたらしていました。医療逼迫はもはや、コロナ患者だけの問題ではなくなっていたのです。

もちろん、コロナ病床の逼迫度も大変厳しい状況となりました。コロナ患者用に確保している入院病床数のうち、既に患者で埋まっている割合を「病床使用率」と言いますが、第3波の最盛期である2021年1月には、首都圏や関西圏の各都府県で7割、8割に達するところが現れ、重症者用の病床も5割、6割程度に達しました。都府県単位でこの割合ということは、市区町村レベルでは病床不足となる地域が現れ、入院待機者が出現していたことを意味します。実際、入院待機者を含む自宅療養者数は1月20日時点で3万5000人を超え、自宅療養中に亡くなる人々が相次ぎました。北海道や大阪府では、すでに自力では状況を打開できないとして、自衛隊に災害派遣の要請を行い、自衛隊所属の医師や看護師が病床を拡張するための支援に入る事態となりました。まさに、災害級の医療逼迫となったのです。

甘い見積もりだった病床確保計画

このような事態を招いた直接的な理由の一つは、確保すべき病床数の見積もりの甘さや、病床確保の遅れがあります。次ページの図表1-2は、都道府県が各医療機関に要請し、確保していたコロナ入院病床（入院患者確保病床）の推移を見たものです（表中の黒い太線）。実は、第1波が収まった2020年6月中旬、厚生労働省は専門家による今後の感染拡大見込み（新たな流行シナリオ）を公表し、それに基づき、各都道府県に第2波に備えた「病床確保計画」を策定するよう指示を出しました。このため、各都道府県は、提出した病床確保計画の目標値（全国で2万7350床）に近づけるため、8月頃から急ピッチで、医療機関にコロナ病床を増やすように要請や交渉を行っていたのです。図表1-2の黒い太線からもこの動きを確認できますが、確保病床数は7月22日の1万9558床から、9月23日の2万6498床まで、わずか2ヵ月間で約7000床も増えました。第2

図表１－２　入院患者確保病床数などの推移（全国）

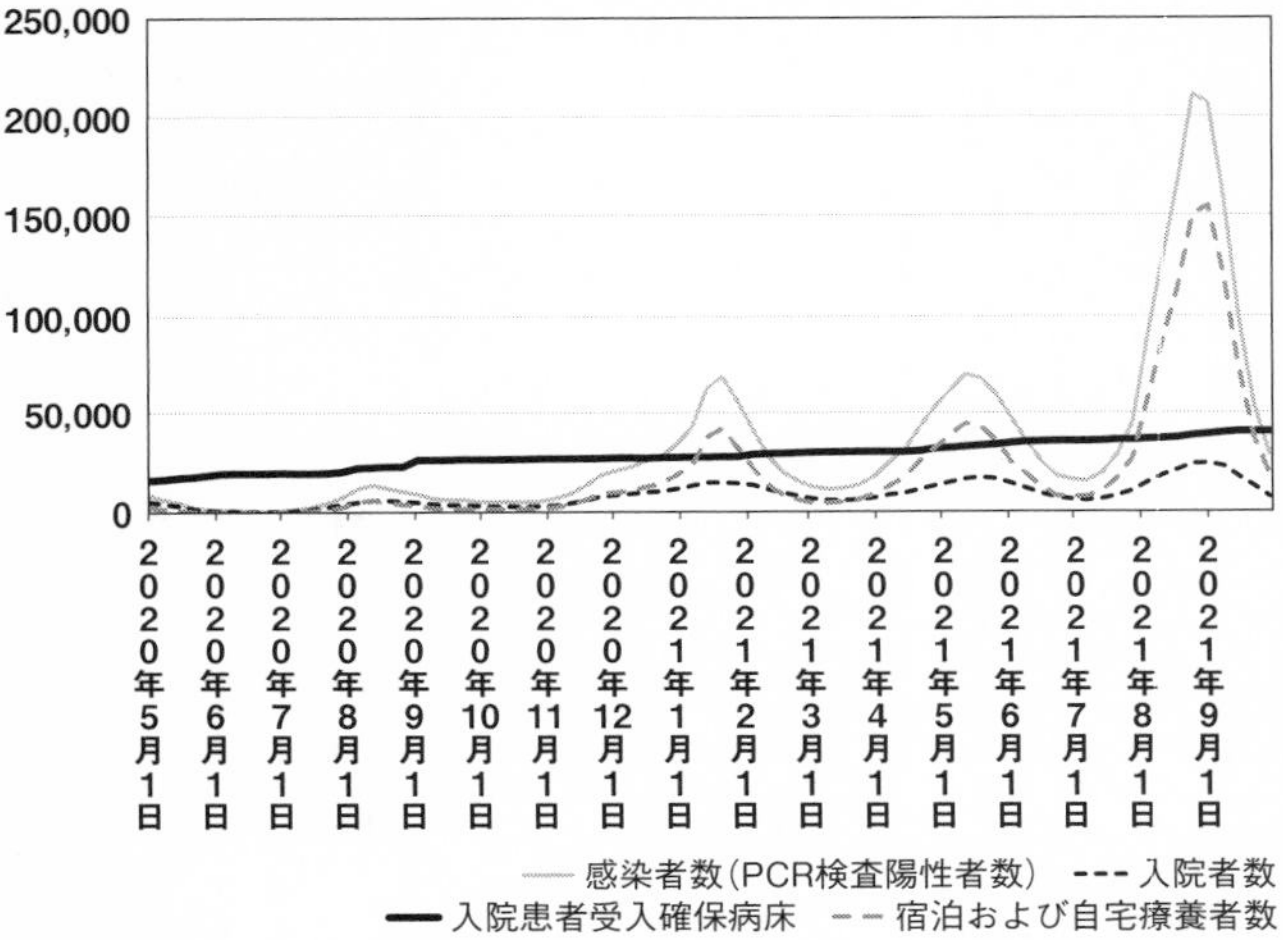

注）厚生労働省「療養状況等及び入院患者受入病床数等に関する調査について」（各週版）より集計。

波であまり深刻な医療逼迫が起きなかった背景には、この病床増が寄与していた点も見逃せません。

ただ、この病床確保計画を詳細に見ると、第３波に備えるには見積もりが甘過ぎたと言わざるをえません。２万７３５０床の確保病床数の根拠となっている想定は、全国の１日当たりの新規感染者数が最大２万７７８８人、入院患者数が最大２万７７８０人、重症者数が最大２９２８人というものでした。地域別の内訳を見ると、東京都で１日当たりの新規感染者数が４７７人、入院患者数が２８３５人、大阪府で新規感染者数が

１５９人、入院患者１００９人という想定ですから、あまりに楽観的です。夏場に起きた第２波程度ならば、何とか乗り越えられるというレベルの想定に過ぎません。現に、いくつかの県では、第２波の最中に、既に確保病床数を超える入院患者数となり、計画の修正を余儀なくされていました。

問題はこの後、秋から冬の感染シーズンに到来すると予想されていた第３波にどう備えるかでした。しかし、多くの専門家が、この時期の厳しい感染拡大を予想していたにもかかわらず、厚生労働省や各都道府県は、最初に立てた病床確保計画をほとんど変えていなかったのです。その結果として、各都道府県の確保病床数は横ばいで推移し、ほとんど増えていないことがわかります（図表１－２）。個別にみると、第３波が始まる直前までに、せっかく確保していた入院病床、重症者用病床をリリースして減らしたり、ホテルなどの療養向け宿泊施設の契約を一部解除してしまう都道府県もありました（ちなみに、第４波の前にもこのようなことが起きています）。結局、政府は第３波を乗り切るために、２回目の緊急事態宣言を発出し、飲食店に対する時短営業要請を中心とした強力な人流抑制策を、再び取らざるをえませんでした。

変異株が猛威を振るった第4、5波

第3波が収まったのもつかの間、2021年の春先からは第4波が始まりました。当時、英国株と呼ばれた変異株(アルファ株)の感染拡大を中心に発生した波で、従来株よりも感染力が強く、重症化する場合のスピードも速いのが特徴です。これまでとは異なり、まず関西圏で感染拡大が起き、関西圏と交流のある地域に順次飛び火する形で全国に広がって行きました。このため、首都圏ほど医療提供体制が手厚く整っていない地域で、深刻な医療逼迫が起きました。特に、大阪府では、「地獄の大阪」と呼ばれるほどの修羅場を経験しています。例えば、感染のピークに近い4月21日の病床使用率は82%、重症者病床に至っては90%という状況で、中等症しか扱えない不十分な受け入れ体制の病院にも重症者が溢れ、死亡者が続出しました。全国的にも死亡者数が急増し、5月18日にはたった1日で216人という(その後も含め)前代未聞の数の方々が、新型コロナウイルスによって亡くなりました(図表1-1)。

一方、2021年の夏に起きた第5波も、インド株と呼ばれる変異株(デルタ株)によってもたらされた感染拡大でした。アルファ株よりもさらに感染力が強い変異株によって、これまで見たこともないような驚異的な感染者数の急増となりました。ただ、この時までにワクチン接種がかなりのスピードで進んでいたため、死亡者数、特に高齢者の死亡者数が比較的少なかったのが幸いでした。もっとも、やはり感染者数が桁違いに多いので、その一定割合は重症者となり、深刻な医療逼迫が生じました。重症病床の使用率はなんと、東京都で97％、神奈川県で91％にも達しています（9月1日）。また、オリンピックによる解放的なムードやお盆の帰省などが重なったため、やはり全国的な大流行となり、都市部だけではなく、医療提供体制が手薄な地方でも深刻な医療逼迫が生じました。このため、療養先が見つからない「医療難民」が大量に生じたのが大きな特徴で、8月18日には療養先調整中の患者が3万人を超え、うち入院調整中が1858人という数に達しています。また、自宅療養者も大量に発生し（8月18日時点で9万6857人）、保健所の管理が十分に行き届かないために、自宅で亡くなってしまう方が毎日のように現れました。さらに、千葉県柏市では、新型コロナウイルスに感染した妊婦が少なくとも9ヵ所の医療機関に受け入れを断られ、自宅で早産した結果、赤ちゃんが死亡するという痛ましい事例もありました。

しかしながら、このように第4波、第5波の医療逼迫が深刻な中でも、18ページ図表1－2に見るように確保病床数はあまり増えず、政府はもっぱらワクチン接種の促進と、人流抑制策に頼ったコロナ対策を取り続けたのです。

日本で医療崩壊は起きたのか

以上、第1波から第5波まで感染状況とその医療逼迫度を振り返ってきました。ここで改めて、我が国で「医療崩壊」が起きたのかどうかを考えてみましょう。医療崩壊という言葉の定義は必ずしも明確ではありませんが、今回のパンデミックの初期に、中国・武漢《ぶかん》市やアメリカ・ニューヨーク市、イタリアなどで起きた状況――つまり、コロナ患者が病院の廊下にまで溢れ、治療もされずにその場で次々と亡くなってゆく状況を指すのであれば、さすがに我が国の中で、そこまでの状態になった地域はなかったと思います。ただ、「入院の必要がある病状で、保健所などが入院を調整しているにもかかわらず、都道府県が確保した入院病床に入ることができない患者が大勢いること」、あるいは、「その患者が入院することなく、入院待機中に亡くなってしまうこと」を医療崩壊と言うのであれば、第5波までの間に、東京や大阪などの大都市部を中心に、何度かそのような状況が出現しています。また、病院の集中治療室や入院病床をコロナ患者が占めることにより、コロナ以外の患者の救急搬送が困難になったり、手術や治療ができないということが広範に生じました。本書では、この状況を「医療崩壊の危機」、もしくは、医療逼迫と呼ぶことにしたいと思います。

世界に比べて桁違いに少ない感染者数

「はじめに」で述べたように、本書のテーマは、なぜ、我が国で「医療崩壊の危機」が簡単に起きてしまったのか、その謎に迫るというものです。

ところで、そもそも医療崩壊の危機が我が国で起きることのどこが、「謎」なのでしょうか。今となっては医療逼迫が日常茶飯事となり、我々は慣れてしまった気がします。しかし、もともとコロナ禍が起きる前には、我が国の医療提供体制は世界でもトップクラスであり、医療崩壊など、まず起きるわけがないと信じられていました。具体的に、以下の二つの意味で、我が国が医療崩壊の危機に瀕したことは、にわかには理解しがたい現象と言えます。

まず、第1に、諸外国の感染状況に比べて、我が国は桁違いに感染者数が少ないということです。菅政権下で内閣官房参与を務めた髙橋洋一教授（嘉悦大学）は、諸外国と比べた我が国の感染状況を「さざ波」と表現して「炎上」し、結局、参与を辞任しました。しかし、実は専門家の中には、彼の言う通りだと思っていた人も少なくありません。図表1－3、1－4は、主要国の人口100万人当たりの新型コロナ感染者数と、その死亡者数の推移をみたものです。累積数で表しているので、感染者や死亡者の数が時間とともに合計されていって、積み上げた数になっていることにご注意ください。

諸外国に比べれば、我が国の感染者数はまさに桁違いに少ない状況であることが一目瞭然です。我が国からみれば、想像を絶する感染状況だったドイツやイギリスでも、医療崩壊、あるいは医療崩壊の危機と呼ばれる状況は生じていません。イタリアやアメリカ・ニューヨーク市では当初、確かに医療崩壊が生じましたが、その後の感染の波では、病床数を大幅に増やして順調に乗り切っています。なぜ、我が国だけが、桁違いに少ない感染者数、死亡者数にもかかわらず、諸外国でも珍しいほどの医療逼迫を起こしたのでしょうか。しかも、新型コロナウイルスの感染拡大が始まって2年近く経っている現在でも、感染拡大の波が来るたびに、相変わらず医療崩壊の危機を繰り返しているのはどうしてなのでしょうか。

図表1－3　主要国の人口100万人当たりのコロナ感染者数(累積数)

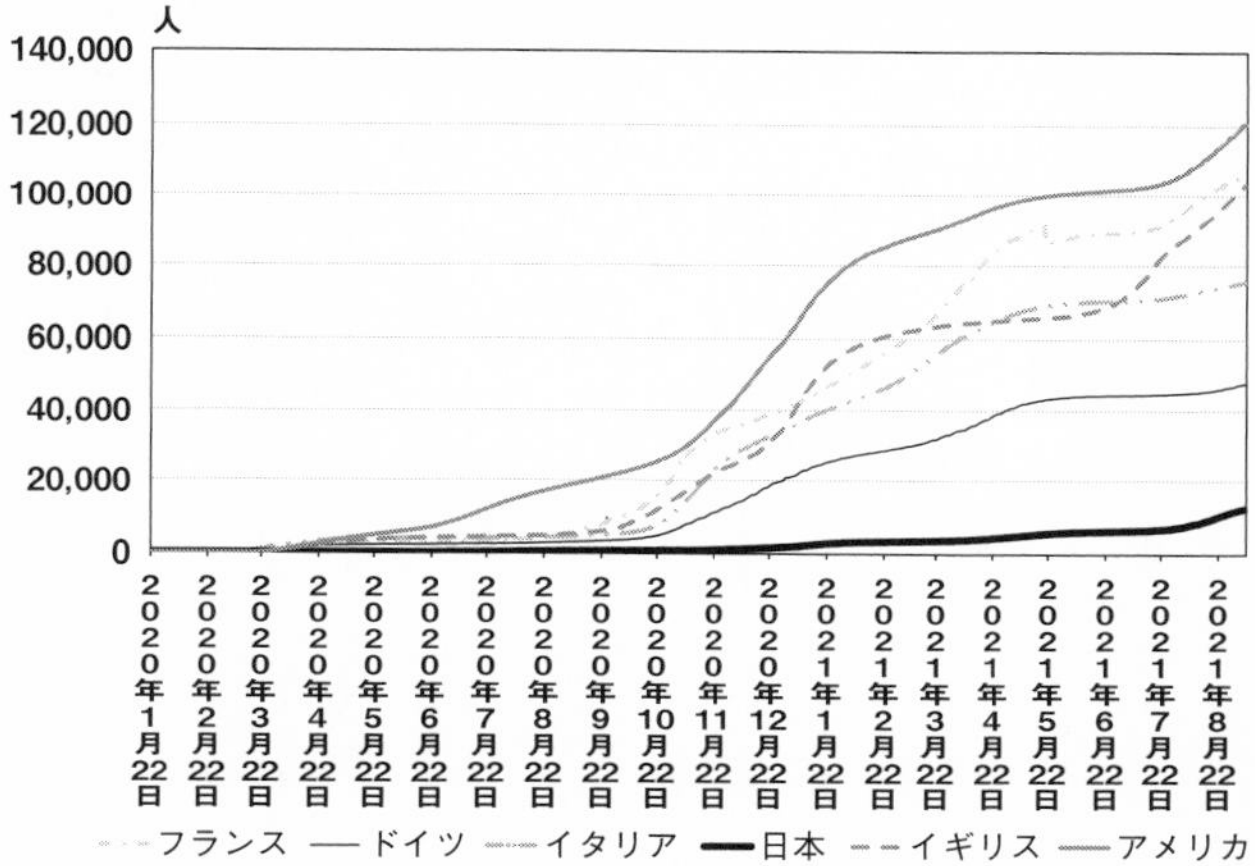

注）データはジョンズ・ホプキンス大学のコロナウイルス・リソース・センターが公表しているもの。

図表1－4　主要国の人口100万人当たりのコロナ死亡者数(累積数)

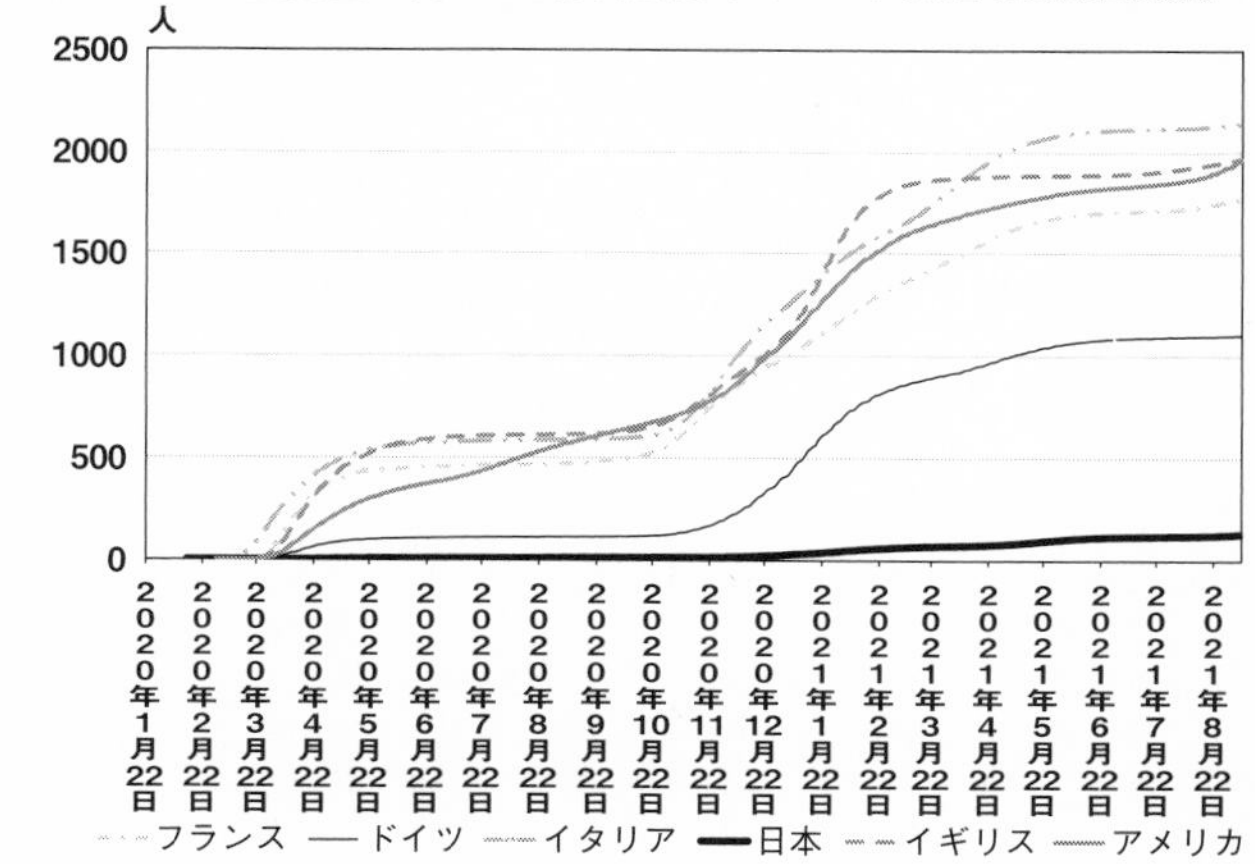

突出した病床大国

第2に、我が国の医療提供体制は、諸外国に比べて特に充実していると考えられてきました。コロナ禍の前には、厚生労働省や日本医師会は、「世界に冠たる日本の医療」などと、我が国の医療提供体制を自画自賛してきました。それもそのはずで、我が国の医療機関の病床数は、諸外国に比べて突出して多いのです。まさに世界に冠たる「病床大国」と言って良いでしょう。

その病床大国ぶりを具体的なデータで見ておきましょう。例えば、2019年時点で、日本の人口1000人当たり病床数は12・8と、先進各国（OECD加盟国）平均の4・4を大幅に上回っています（図表1－5）。また、新型コロナ入院患者に直接関係する急性期病床数についても、やはり日本は人口1000人当たりで7・7と、先進各国（OECD加盟国）平均の3・5を遥かに凌駕しています（図表1－6）。ちなみに、急性期病床とは、病気を発症して間もない時期で、患者の容態が急速に悪化する「急性期」に、集中的な医療を提供するための病床です。医師や看護師などの医療スタッフが通常よりも手厚く配置されています。この充実した病床体制でなぜ、医療逼迫が起きるのか、確かに大

図表１－５　OECD加盟国の人口1000人当たりの病床数（2019年）

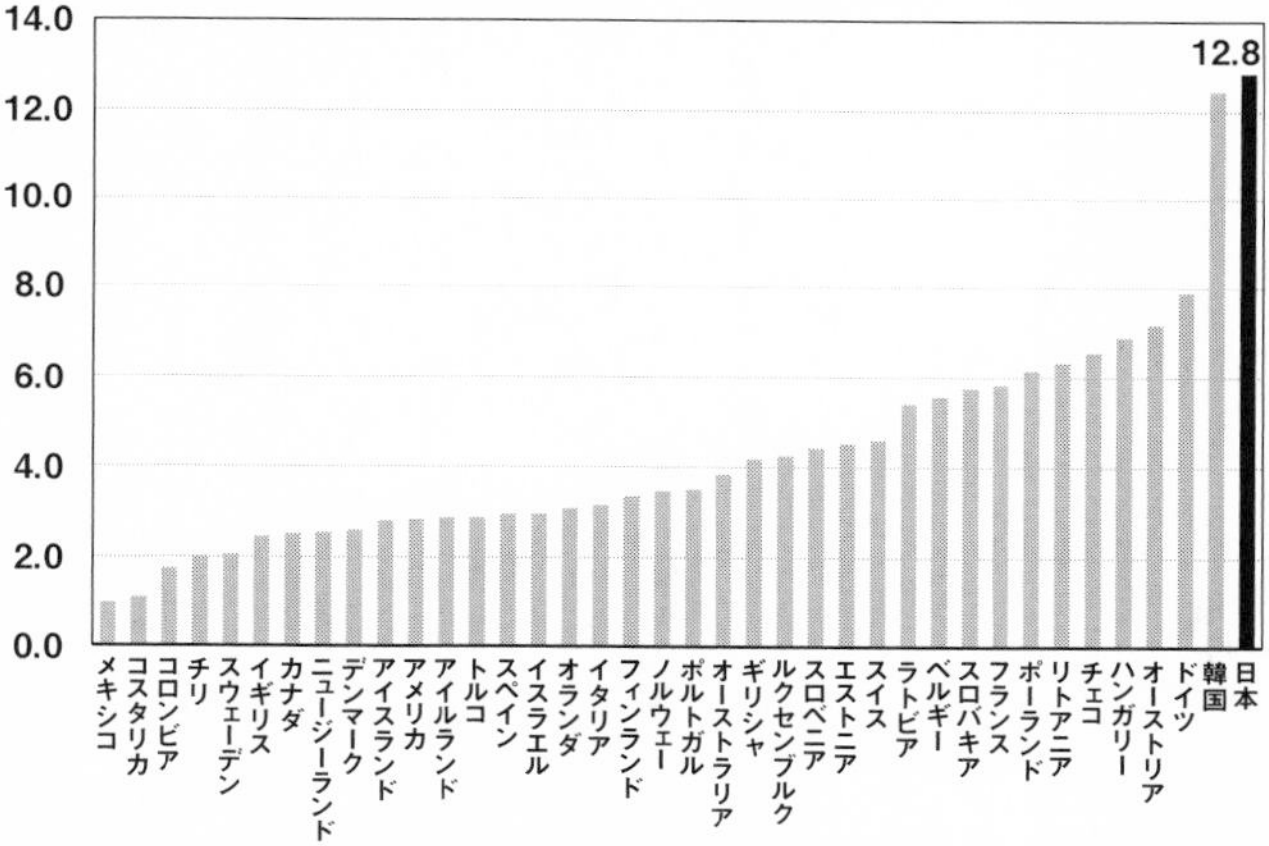

注）データは2019年のもので、出典はOECD「Health at a Glance」(2019)。アメリカは2018年、オーストラリアは2016年のデータである。

図表１－６　OECD加盟国の人口1000人当たりの急性期病床数（2019年）

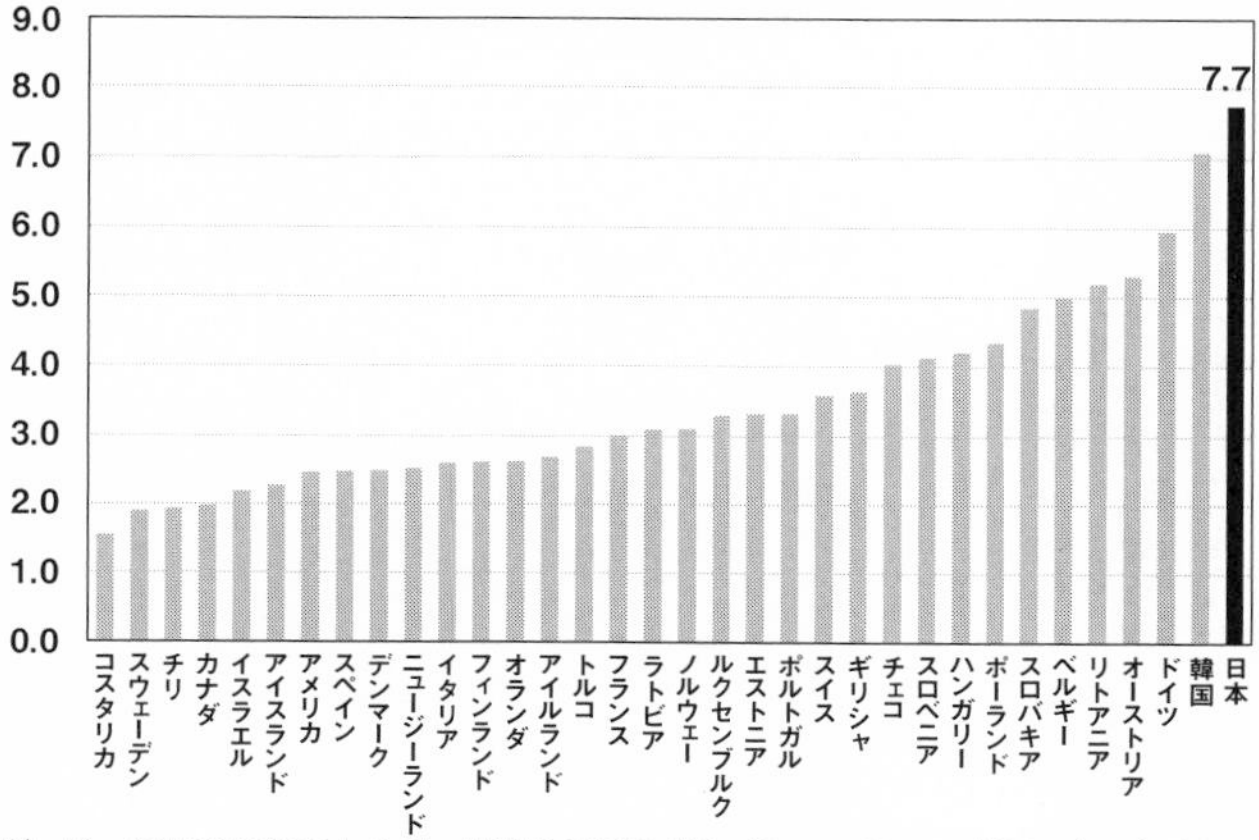

注）データは2019年のもので、出典はOECD「Health at a Glance」(2019)。ただし、オーストラリア、イギリス、メキシコ、コロンビアのデータはない。アメリカは2018年のデータである。

変不思議なことです。

確保病床は全体のわずか4％

その我が国の病床体制について、もう少し詳しく見てゆきましょう。現在、我が国の医療機関の病床数は、全国で約160万床と言われています。最新の統計（厚生労働省「医療施設調査」〈令和元年度〉）によれば、病院と有床診療所（入院ベッドのある診療所）、歯科診療所の病床数を合計すると、2019年10月時点で162万97床が確認できます（図表1－7）。もっとも、そのうち、精神病床や結核病床、高齢者の慢性疾患や介護などに対応するための療養病床、有床診療所、歯科診療所は、医療スタッフや設備が手薄なので、コロナ患者に対応することは難しいでしょう。したがって、それらを除き、病院の感染症病床（1888）と一般病床（88万7847）を合計した約90万床（88万9735床）が、潜在的にコロナ患者の入院に対応可能な病床数と考えられます。

それに対して、実際にコロナ患者の入院に使われた病床数は、ほんの一握りに過ぎません。例えば、第5波の感染者数のピークに近い2021年8月18日の入院確保病床数は3万7723床、重症者用の確保病床数は5530床です。全体（88万9735床）に対する

図表1－7　病床の種類別に見た病床数（2019年）

	病床数	構成割合
総数	1,620,097	100.0%
病院	1,529,215	94.4%
うち精神病床	326,666	20.2%
うち感染症病床	1,888	0.1%
うち結核病床	4,370	0.3%
うち療養病床	308,444	19.0%
うち一般病床	887,847	54.8%
有床診療所	90,825	5.6%
歯科診療所	57	0.0%

注）厚生労働省「医療施設調査」（令和元年度）

割合は、それぞれ4・2%（入院確保病床）と0・6%（重症者用確保病床）という低さです。つまり、医療崩壊の危機に至った直接的な理由は、病床自体は豊富に存在するのに、コロナ病床として利用できる割合が非常に少なかったことにあると言えるでしょう。ごく一部の医療機関、ごく一部の病床が手一杯で頑張っているのに、一方でコロナ患者を受け入れていない医療機関、病床がたくさんあったのです。

　また、既に述べたように、何回も感染の波を経験しているのに、確保病床数をなかなか増やすことができなかったことも、医療逼迫の直接的な理由と言えます。図表1－2を改めてみると、入院確保病床数は、統計を取り始めた2020年5月1日の1万6081床から、2021年8月18日の3万7723床まで、一応は倍以上の数にはなっています。しかし、各種のコロナ患者数に比べて、あまりに増加ペースが緩やかであることは明らかです。また、この確保病床の中には、コロナ患者用に病床を確保するための補助金を受け取りながら、実際には患者を受け入れない、いわゆる「幽霊病床」が存在していることも判明しています。

これほどの有事であるにもかかわらず、なぜ、医療提供体制の総動員体制を作ることができないのでしょう。そして、その状態が長い間、あまり改善されずにいるのは、一体どうしてなのでしょうか。

以下の各章では、いよいよその原因に迫ってゆきます。世界一の病床大国であるにもかかわらず、その一部しかコロナ病床として利用できず、その後もあまり病床を増やせない事態を招いた真犯人(原因)は一体、誰だったのでしょうか。「容疑者」は、下記の7人です。

容疑者1：少ない医療スタッフ

容疑者2：多過ぎる民間病院

容疑者3：小規模の病院

容疑者4：フル稼働できない大病院

容疑者5：病院間の不連携・非協力体制

容疑者6：「地域医療構想」の呪縛

容疑者7：政府のガバナンス不足

次章から、順番に「取り調べ」をしてゆきましょう。

第二章　容疑者1：少ない医療スタッフ

「我が国は病床数が多いのに、なぜ、医療崩壊の危機になるのか？」という質問に対し、病院関係者の多くから聞かれる答えが、「病床は多くても、医療スタッフが少ないからだ」というものです。確かに、いくら病床がたくさんあっても、実際に、医師や看護師などの医療スタッフが少なければ、コロナ患者を十分に受け入れることはできません。

はじめは専門医や専門看護師の不足

コロナ禍が始まってすぐに、医療現場から悲鳴の声が上がったのが、専門医と専門看護師の不足です。

我が国の感染症法では、症状の重さや病原体の感染力の強さなどから、感染症を「一類から五類の感染症」、「指定感染症」、「新感染症」、「新型インフルエンザ等感染症」の8つに分類しています。新型コロナウイルスは「指定感染症」に指定されましたが、これは要するに、全く未知のウイルスではないが（少なくとも、コロナウイルスの一種が原因だということは分かっている）、新たな感染症なので、どれくらい危険な感染症なのか、別途、検討しますという意味です。検討の結果、厚生労働省は、新型コロナウイルスを「二類相当の指定感染症」――つまり、二類感染症と同じ危険度と位置付け、その対応策（政令）を定めました。二類感染症とは、結核やＳＡＲＳ、鳥インフルエンザ（Ｈ５Ｎ１）などが分類されている感染症ですから、患者を厳重に入院隔離して絶対に外に出してはいけないというレベルです。さらに、実際に厚生労働省が政令で定めた対応は、二類感染症を超える扱いで、どちらかといえばエボラ出血熱などが分類される一類感染症に近いものとなっていました。

このため、コロナ患者は原則、「感染症指定医療機関」という専門病院の「感染症病床」に入院させなければならないことになりました。ただ、この感染症指定医療機関は、この時点で全国に３７９機関、病床数はわずか１８９１という状況でしたから、コロナ禍という嵐を前に、まさに「風前の灯火」です。あっという間にコロナ患者の波に飲み込まれてゆきました。

多くのスタッフを必要とするコロナ患者

そこで、厚生労働省は方針を変更し、感染症指定医療機関の他の病床（結核病床、一般病床）や、大学病院や公立・公的病院、民間病院などの一般病床の活用を認めることにしました。ただ、基本的に、二類相当の非常に危険な感染症という位置づけですから、医療スタッフなら誰でも簡単に対応できるというものではありません。対応できるのは基本的に、感染症や呼吸器内科などの専門医、そして感染症の扱いに関して専門的知識を持った看護師（感染管理認定看護師、感染症看護専門看護師）です。専門病院や大病院であっても、実はそれほど多くの専門医や専門看護師がいるわけではありませんから、たとえ病床に多少の余裕があったとしても、すぐに医療スタッフ不足に陥りました。

その後、これらの病院は、他部署にいる医師や看護師を配置替えして、コロナ病棟・コロナ病床に動員し、現場で訓練をしながらコロナ患者の対応にあたらせましたが、なかなか医療スタッフ不足は解消しません。なぜならば、コロナ患者の入院には、通常よりもたくさんの医療スタッフが必要となるからです。

まず、医療スタッフ自身が新型コロナウイルスに感染しないために、防護服を着用したり、医療用ゴーグルを付けたり、N95と呼ばれる医療用マスクを付けるなど、細心の感染防止措置を行わなければなりません。準備にはどうしても時間がかかりますし、治療・看護中の動作も緩慢になりますから、1人の医療スタッフがみられる患者数は少なくならざるをえません。

また、院内感染を防ぐために、コロナ患者をみる医療スタッフはコロナ患者専属になることが普通です。通常、医師や看護師は、様々な病気の患者を同時に、あるいは次々にみることによって、1人がみられる患者数を増やしていますが、コロナ患者の場合にはそれができません。医療スタッフ1人当たりの患者数が減るということは、一定数のコロナ患者をみるために必要な医療スタッフ数が、通常よりも多くなるということです。このため、同じ医療機関内でいくら医療スタッフの異動を行っても、医療スタッフ不足が慢性化してしまうのです。

相次ぐ看護師の離職

また、特に重症患者の場合には、人工呼吸器を装着したり、ECMOと呼ばれる人工心肺装置を装着しての治療が行われます。これらは、患者の容態急変に対応したり、合併症を防ぐために、常に看護師などが患者に張り付いている必要があり、1人の看護師がみることができる患者数は1人から2人程度と極端に少なくなります。また、数時間ごとに患者の体位変換が必要となりますが、その時には6人以上の看護師で対応します。このため、重症患者の受け入れを行っている病院は、通常の3倍以上の看護師数が必要となるのです。医師不足だけではなく、看護師不足も深刻な事態となりました。

また、普段、重症者をみていない一般病床の看護師にとっては、コロナ病床は過酷すぎる現場です。防護服に身を包み、慣れない業務をなんとか必死にこなしても、患者は簡単に亡くなってしまう場合があります。そして、亡くなった患者の遺体を、体液が漏れないように納体袋に入れ、ジッパーの上から粘着テープを貼って密閉するのも看護師の仕事です。家族に会えないまま火葬場へ運ばれる遺体を見るたびに、なんとも言えない無力感に襲われた看護師も多いことでしょう。このため、初めのうちは使命感に燃えてどうにか耐えてきた看護師たちも、次第に肉体的・精神的に追い詰められ、燃え尽きて離職するという例が相次ぐ状況となったのです。離職する看護師が増えると、現場の看護師不足は深刻度を増し、さらに離職者が増えるという悪循環に陥ります。また、コロナ病棟・コロナ病床に看護師を引き抜かれた元の部署でも、看護師不足は深刻な状態となりました。このため、厚生労働省は、2020年末に、全国の看護系大学およそ280校に対し、看護師の免許を持つ大学院生や教員を医療現場に派遣するよう要望しています。まるで「学徒動員」ですが、看護師不足はもはや、そこまで深刻な状況となっていたのです。

OECD平均を下回る医師数

このように、コロナ患者を実際に受け入れた専門病院や大病院の観点から見れば、病院

図表2－1　OECD加盟国の人口1000人当たりの医師数
（2018年）

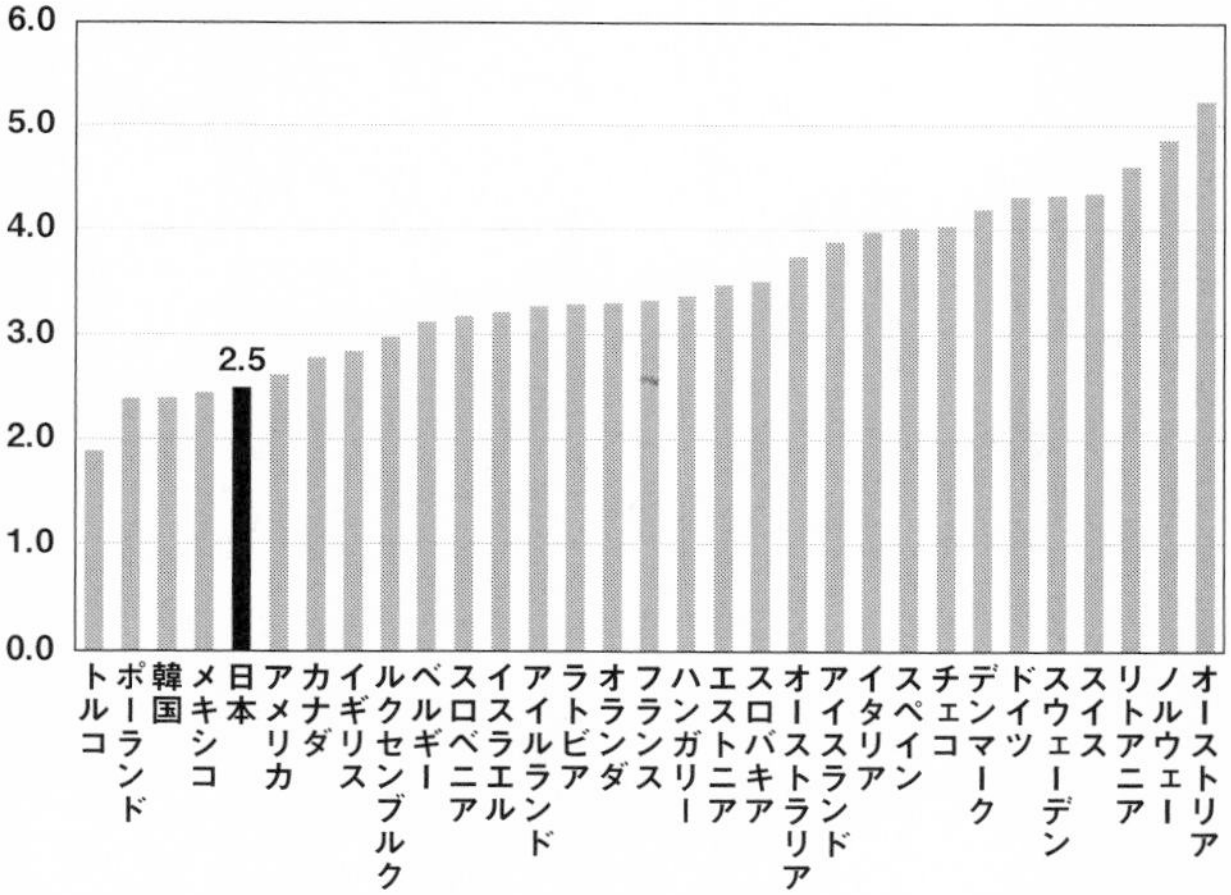

注）データは2018年のもので、出典はOECD「Health at a Glance」(2019)。ただし、フィンランド、ギリシャ、ニュージーランド、ポルトガル、チリ、コロンビア、コスタリカのデータはない。ルクセンブルクとポーランドは2017年のデータである。

内の医療スタッフ不足が深刻であることは紛れもない事実です。こうした病院では、感染の波に襲われるたびに、医療スタッフ不足をどう埋め合わせるか、悩みに悩んでいることでしょう。

ただ、第一章でみたように、コロナ患者を受け入れている病院は、全国にあるたくさんの病院のうち、ごく一部に過ぎません。コロナ患者を受け入れていない病院や診療所を含め、日本全体として、医師や看護師が不足しているのかどうかは、また別の問題です。もし、全体として医師や看護師の総数が充足しているのであれば、コロナ受け入れ病院をもっと増やしたり、受け入れていない病院や診療所の医師・看護師を、受け入れ病院に派遣するなどの工夫が可能です。有事なのですから、地域や病院の垣根を越えた総動員体制を作ることで、問題が解決するはずです。そこで、次に、日本全体として医師や看護師がどれぐらいいるのか、諸外国に比べて多いのか少ないのか、詳しく見てゆくことにしましょう。

まず、前ページの図表2−1は、日本の医師数をOECDの加盟国と比較したものです。日本の医師数は、2018年時点で人口1000人当たり2・5人と、OECD加盟国平均の3・5人をかなり下回っていることがわかります。病床数は世界一の我が国ですが、医師数に関してはOECD諸国の中でもかなり少ない部類に入ります。

開業医は即戦力にならない

しかも、厚生労働省の統計（医師・歯科医師・薬剤師統計〈令和元年度〉）によると、全国で約30万人いる医師のうち、3分の1に当たる約10万人が診療所の医師たちです（図表2−2）。つまり、クリニックなどのいわゆる町医者、開業医のことで、その多くが病床をお

図表2－2　年齢階級、施設の種別にみた医療施設に従事する医師数及び施設の種別医師の平均年齢

平成30（2018）年12月31日現在

	病院・診療所の計		病院						診療所	
			計		病院（医育機関附属の病院を除く）		医育機関附属の病院			
	医師数（人）	構成割合（%）	医師数（人）	構成割合（%）	医師数（人）	構成割合（%）	医師数（人）	構成割合（%）	医師数（人）	構成割合（%）
総　数	311 963	100.0	208 127	100.0	151 691	100.0	56 436	100.0	103 836	100.0
29歳以下	29 378	9.4	29 171	14.0	18 788	12.4	10 383	18.4	207	0.2
30～39歳	64 508	20.7	59 965	28.8	35 752	23.6	24 213	42.9	4 543	4.4
40～49歳	67 384	21.6	49 079	23.6	35 719	23.5	13 360	23.7	18 305	17.6
50～59歳	67 274	21.6	38 247	18.4	32 028	21.1	6 219	11.0	29 027	28.0
60～69歳	53 016	17.0	22 282	10.7	20 118	13.3	2 164	3.8	30 734	29.6
70歳以上	30 403	9.7	9 383	4.5	9 286	6.1	97	0.2	21 020	20.2
平均年齢	49.9歳		44.8歳		47.0歳		39.0歳		60.0歳	

注）　出典は厚生労働省「医師・歯科医師・薬剤師統計」（令和元年度）

かずに外来を専門としています。したがって、開業医たちがコロナ入院患者に対する即戦力になるかと言えば、それはかなり難しいと言わざるをえません。

ちなみに、診療所の中には、有床診療所と言って、病床数が19床までの小規模な「個人病院」などが含まれますが、基本的に、急性期や重篤な患者は扱いません。したがって、有床診療所の開業医たちも、コロナ入院患者にすぐに対応することは難しいと思われます。

加えて、図表2－2をみると、こうした診療所の開業医たちの年齢は、平均が60・0歳と、かなり高齢です。実際、約半分が60歳以上で、70歳以上の開業医も約2割います。ワクチンが普及する前には、医師自身も感染して重症化するリスクがありました。このため、年配の開業医たちがコロ

ナ患者に対応することは、相当にハードルが高かったと言えるでしょう。

勤務医不足は主犯ではない

開業医たちを除くと、病院の勤務医は約20万人という規模になります。勤務医不足に関しては、既にコロナ禍が始まる前から深刻な社会問題となっていました。コロナ患者に対応する医療スタッフ不足の背景に、この勤務医不足が影響しているのではないかと言われれば、確かにその可能性は否定できません。

しかし、それでも20万人は大きな規模です。たとえ、感染症専門医や呼吸器内科の専門医ではなくとも、我が国の大学の医学部では一通り全診療科の学習・訓練をしていて、医師国家資格を持つ者は制度上、全診療科を名乗ることができます。つまり、多少の訓練を行えば、勤務医の多くはコロナ患者に対応できるものと考えられます。もちろん、勤務医が対応している入院患者はコロナ患者だけではないというのはその通りですが、これまでのコロナ入院患者数のピークは2万4488人（2021年9月1日）、重症者数のピークはわずか2223人（2021年9月3日）に過ぎません。全国で20万人も勤務医たちがいて、この程度の患者数に対処できないということは、ありえないことだと思います。しか

図表２－３　OECD加盟国の人口1000人当たりの看護師数
（2018年）

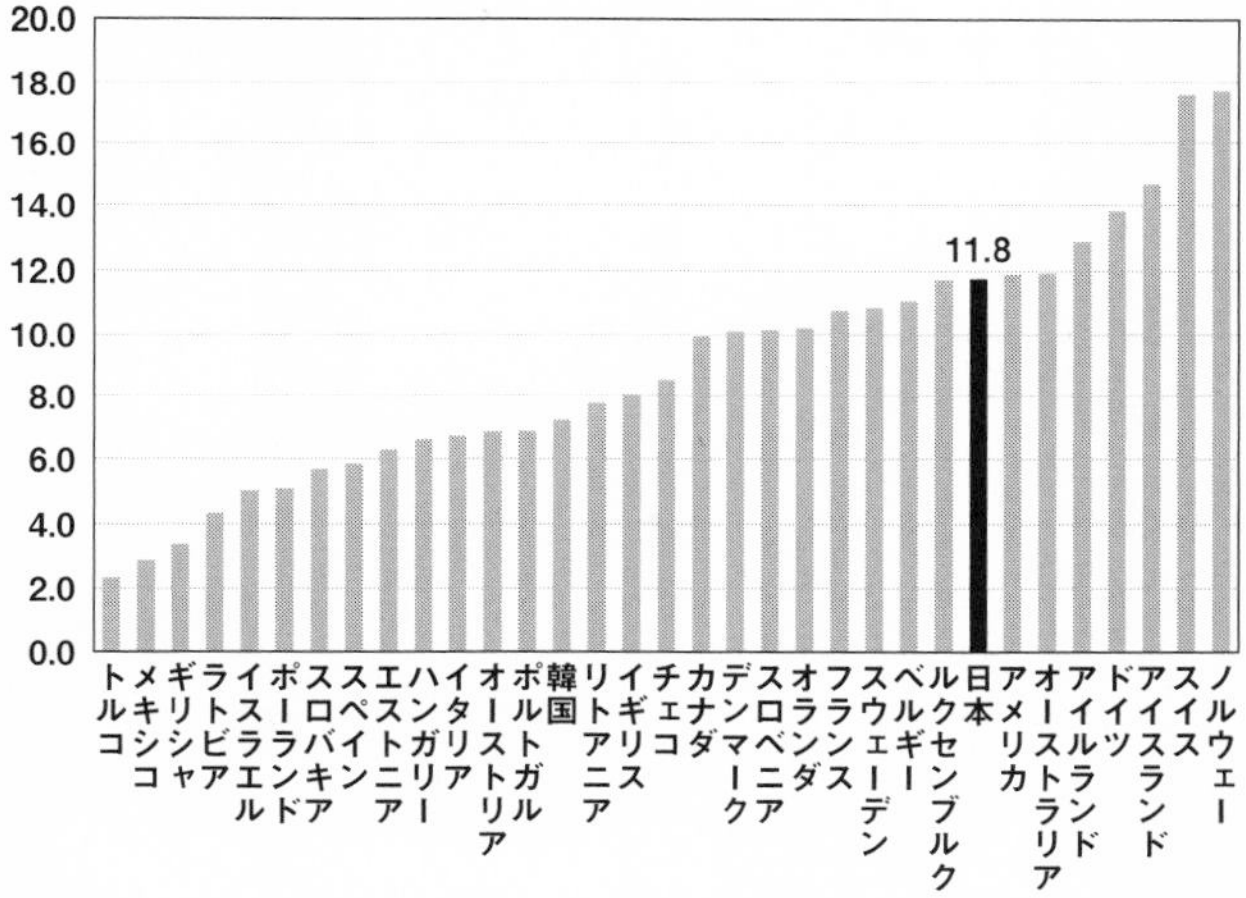

注）データは2018年のもので、出典はOECD「Health at a Glance」(2019)。ただし、フィンランド、ニュージーランド、チリ、コロンビア、コスタリカのデータはない。ルクセンブルクとポーランドは2017年のデータである。

も、開業医たちも現在は、ほとんどがワクチン接種を終えており、やる気さえあれば、コロナ患者受け入れ病院への様々な後方支援が可能な状態となっています。

　やはり、日本全体としての医師数が足りないというよりは、一部の勤務医たちだけに重い負荷がかかって、ボトルネックが生じているのが真相でしょう。病床と同様、総動員体制が作れないことに問題の本質があります。ちなみに、看護師の方はどうかと言えば、看護師数は２０１８年時点で人口1000人当たり11・8人と、OECD加盟国平均の9・0人を上回る人数となっています（前ページ図表2－3）。これも、日本全体の看護師数が不足しているということではなく、一部のコロナ患者受け入れ病院の看護師たちだけが必死に頑張っている状況と思われます。看護師についても総動員体制を作って、そのボトルネックを解消することは政策的に十分可能です。

以上をまとめると、医療スタッフ不足は確かに医療崩壊の危機に深く関係していますが、「主犯級の犯人ではない」と言えるでしょう。

勤務医と開業医の収入格差

ちなみに、コロナ禍の前から生じている勤務医不足の原因は何なのでしょうか。よく指摘されるのは、①開業医を含め、我が国の医師数全体が不足している、②残業時間が長いなど、勤務医の労働環境・働き方が悪い、③開業医と比べて収入が低く、労働の対価として賃金が見合っていないというものです。

このうち、①の全体の医師数については、既に見たとおり、OECD諸国に比べて、我が国は確かに人口当たりの医師数が少ないと言えます。しかし、医師不足と言えるほどかという点についてはいろいろな意見があり、より深刻な問題は日本全体の医師不足ではなく、地域偏在だという見方もあります。一方で、②の労働環境・働き方や、③の開業医に比べた収入の低さが、勤務医不足の原因であるという点については、ほぼ異論のないところだと思います。

特に、勤務医と開業医の収入格差は深刻です。厚生労働省「第21回医療経済実態調査」（２０１７年）によれば、勤務医の平均年収１４８８万６０３円（平均給料年額１３１６万７９３３円＋賞与１７１万２６７０円）に対して、開業医の平均年収は２７４８万９０７１円（平均給料年額２７３７万３７１３円＋賞与11万５３５７円）と、両者には倍近い格差があります。もちろん、開業医には診療所の修繕費など、勤務医にはない支出があり、単純比較はできませんが、それでも大きな格差です。このため、勤務医の労働環境・働き方の過酷さと相まって、勤務医を辞めて開業医になろうとする医師が多く、勤務医不足が生じ続けているのです。

したがって、ある意味で、この問題の処方箋は実に簡単です。勤務医と開業医の収入の原資（診療報酬）を決めているのは、厚生労働省の審議会（中央社会保険医療協議会、いわゆる中医協）ですから、そこで、病院の診療報酬を大幅に引き上げる一方、開業医の診療報酬を引き下げる決定を行えば良いのです。開業医の診療報酬の引き下げを行う理由は、財政的に中立を保つ（全体として医療費を増やさないようにする）意味もありますが、これまで数多くの勤務医が離職して開業医に転じたため、相対的に開業医が過剰となっていると考えられるからです。しかし、こうした決定は、開業医を中心とする業界団体で、中医協の主要メンバーでもある日本医師会などが猛反発するでしょうから、実現は困難です。勤務医不足は、処方箋が明らかなのに、なかなか解消が進まない日本の政治問題の一つです。

医学部新設も反対

それならば、大学医学部の定員を多くしたり、新設の医学部を作るなどして、若い勤務医をたくさん育ててゆけば良いではないかと思われるかもしれません。しかし、日本全体の医療費というパイの大きさはある程度決まっています。そのため、医師数が増加すると、既存の医師の1人当たり収入が減るという関係にあるため、やはり日本医師会やその意を汲んだ厚生労働省、文部科学省の官僚たちが、「医師の供給過剰」を懸念して反対をします。このため、我が国では琉球大学医学部が１９７９年に作られたのを最後に、２０１６年まで１つも新設医学部を作ることができませんでした。37年ぶりに医学部を新設できたきっかけも、東日本大震災により、東北地方の医療提供体制の綻びが誰の目から見ても明らかになったためです。このため、東北薬科大学（現、東北医科薬科大学）の医学部新設が認められました。その後、国家戦略特区による規制緩和を使って、国際医療福祉大学の医学部が2017年に開設されました。ここではテーマが違うので詳しくは書きませんが、私は当時、国家戦略特区ワーキンググループの委員を務めていましたので、医学部新設に対する既得権者たちの凄まじいばかりの抵抗ぶりをつぶさに見てきました。医学部新設という課題は、勤務医と開業医の診療報酬格差を解消するよりも、さらに難しい政治問題なのです。

第三章　容疑者２：多過ぎる民間病院

医療崩壊の危機となる原因として、次によく指摘されるのが、「我が国は民間病院が多いから」というものです。つまり、行政の指示・命令で動く公立・公的病院とは異なり、政府の要請に従わない民間病院が多いので、すぐに医療逼迫が起きるというのです。そこで、日本は本当に民間病院が多いのか（公立・公的病院が少ないのか）、諸外国に比べてどうなのかなど、まずは事実関係を確認しておきましょう。

公立・公的病院はわずか2割という少なさ

厚生労働省の統計（医療施設調査〈令和元年度〉）をみると、病院の中で公立・公的病院（国および公的医療機関）が占める割合は18・4％（施設数ベース）です（図表3－1）。病床数のベースでみると、公立・公的病院は病床の多い大病院が多いため、その割合は28・7％ともう少し高くなりますが（図表3－2）、いずれにせよ、2割から3割程度に過ぎません。逆に言えば、民間病院の割合は7割から8割程度ですから、確かに我が国は民間病院中心の医療提供体制をとっている国と言えるでしょう。

公立・公的病院の割合（施設数ベース）を、OECD加盟国の中で比較してみましょう。図表3－3にみるように、我が国は下から4番目と、かなり公立・公的病院が少ない部類に入ります。
ちなみに、OECD加盟国の公立・公的病院割合の平均は52・7%です。

図表３－１　開設者別にみた施設数（病院のみ）

	施設数	構成割合
病院総数	8,300	100.0%
うち国の医療機関	322	3.9%
うち公的医療機関	1,202	14.5%
うち社会保険関係団体	51	0.6%
うち医療法人	5,720	68.9%
うち個人	174	2.1%
うちその他	831	10.0%

注）出典は厚生労働省「医療施設調査」（令和元年度）

図表３－２　開設者別にみた病床数

	病床数	構成割合
病院総数	1,529,215	100.0%
うち国の医療機関	126,423	8.3%
うち公的医療機関	311,724	20.4%
うち社会保険関係団体	15,523	1.0%
うち医療法人	855,804	56.0%
うち個人	16,457	1.1%
うちその他	203,284	13.2%

注）出典は厚生労働省「医療施設調査」（令和元年度）

図表３－３　OECD加盟国の公立・公的病院の比率（2018年）

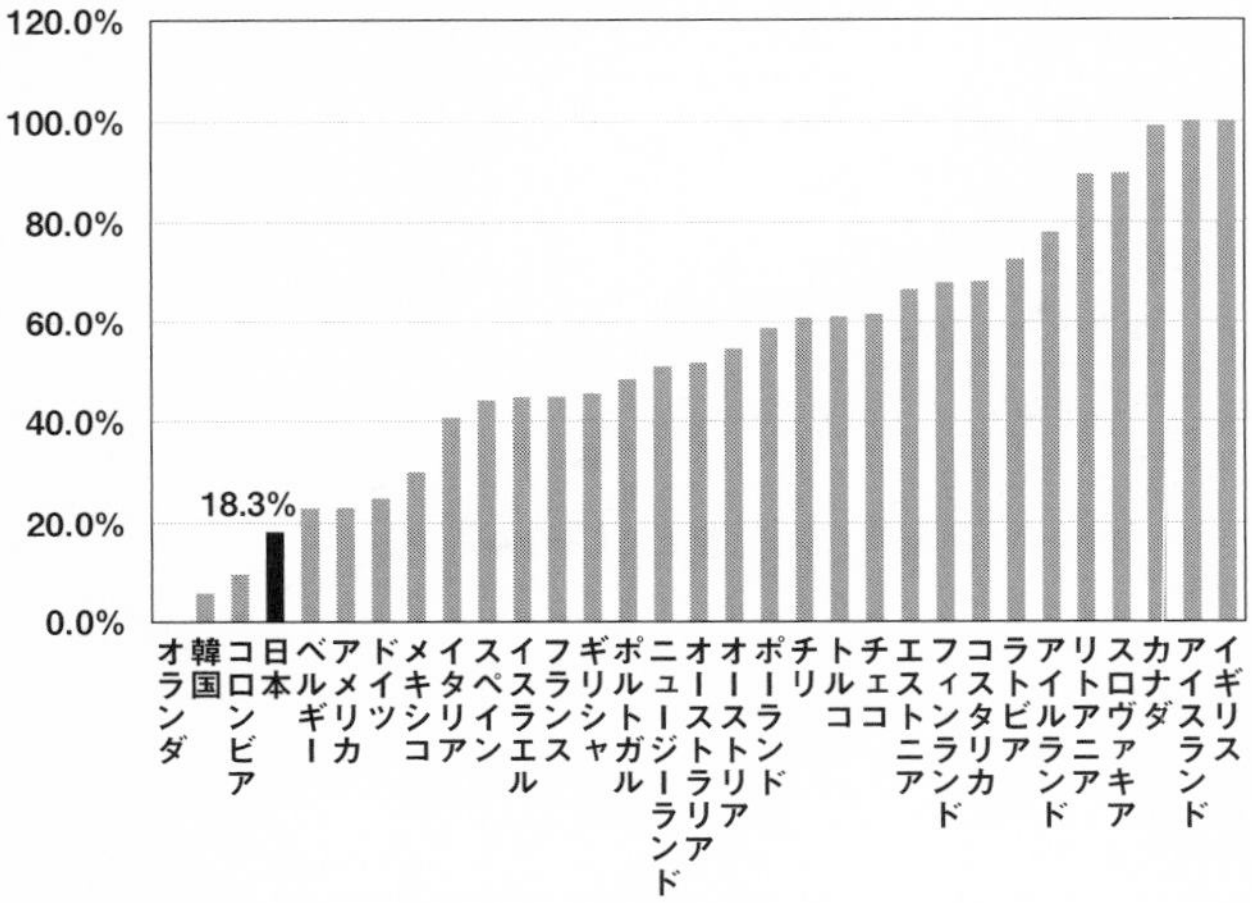

注）データは2018年のもので、出典はOECD「Health Statistics」(2019)から筆者加工。ただし、ルクセンブルク、スロベニア、スイス、スウェーデン、ハンガリーのデータはない。

民間病院割合と医療崩壊の関係

それでは、公立・公的病院が少ない国々は、医療崩壊を起こしやすいと言えるのでしょうか。図表３－３のうち、公立・公的病院の割合が低い国々の状況をざっと振り返ってみましょう。例えば、オランダは公立・公的病院の割合がゼロという極端な国ですが、確かに２０２０年秋の第２波の際には、医療逼迫によって、コロナ入院患者をドイツに移送するという事態に陥りました。また、ベルギーも第2波の際に、入院患者が急増して医療崩壊の危機に直面したことから、強力なロックダウン（都市閉鎖）を実施しました。イタリアやスペイン、アメリカのニューヨーク市については、日本でもよく知られているように、第1波の際にまさに医療崩壊を起こしています。イタリアとスペインに国境を接しているフランスも、一部の地方で医療崩壊が起きたことが報告されています。感染者数が少なかった韓国でも、2020年冬の第3波では重症病床が逼迫し、韓国の医師会にあたる大韓医師協会の会長が、「国家医療危機宣言」を発表する事態となりました。こうした状況をみると、公立・公的病院割合の低さと医療崩壊にはなんらかの関係があるように感じられます。

ただ、冷静に考えると、ドイツのように公立・公的病院の割合は低くとも、医療逼迫を起こさず、むしろイタリアやフランス、オランダからコロナ患者を引き受けた国もあります（もっとも、ドイツの場合は、民間病院に分類される中に、財団や宗教団体等によって経営される公益病院が含まれていたり、近年、買収によって私立病院になった元公立病院も多いので、民間とは言ってもかなり公的な性格を有しています）。一方で、公立・公的病院の割合が高くても、2020年の超過死亡率が高かったリトアニアやポーランド、チェコ、スロヴァキアのような国々もあります。[1]ちなみに、超過死亡率というのは、コロナ患者の死亡率だけではなく、全て

図表3－4　超過死亡率と公的・公立病院割合の関係

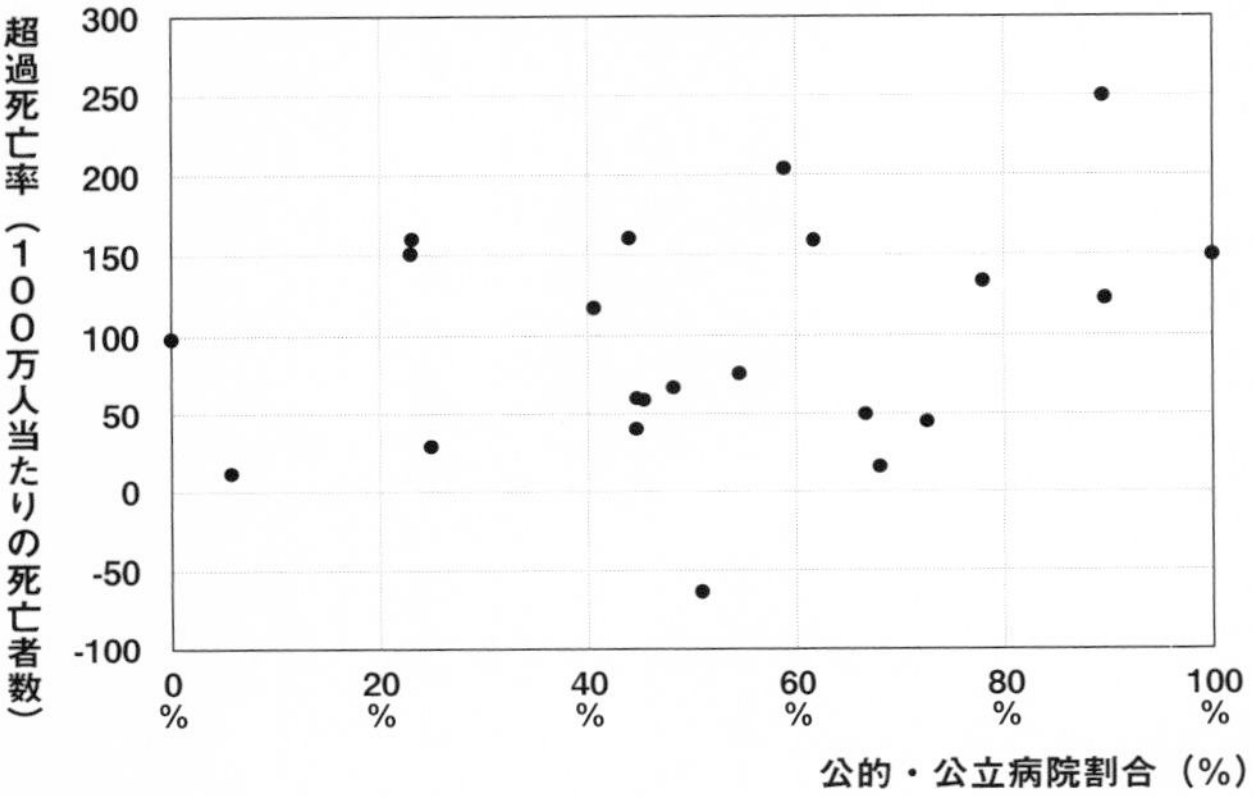

注）超過死亡率(2020年)については、オクスフォード大学のNazrul Islam氏らの研究による。公立・公的病院割合は図表3-3の値。両方のデータが存在する国々だけを取り出している。

の病気の死亡率が平年に比べてどれぐらい増減したかという指標で、2020年の場合、新型コロナの感染とそれによる医療崩壊の状況を表していると言われています。

そこで、データが存在する国々の分だけですが、公立・公的病院割合を横軸、超過死亡率を縦軸にとって、両者の関係を見てみましょう（図表3－4）。予想とは逆で、むしろ公立・公的病院割合が低いほど超過死亡率が低いようにも見えますが、ばらつきが大きく漠然としています。やはり、公立・公的病院割合の低さと医療崩壊の起こりやすさの間には、はっきりした関係がないとみるのが適切だと思います。そもそも国によって感染状況も、医療提供体制・医療制度も全く異なるので、両者を単純に比較すること自体、科学的にはあまり意味がありません。

本質的問題は行政命令できない法制度

また、たとえ民間病院が多くても、アメリカのように、非常時には大統領や知事による「緊急命令」によって、病床確保を民間病院に命じられる法制度であれば、公立・公的病院の割合が低くても問題がありません。

例えば、第1波で医療崩壊に直面したニューヨーク市では、当時のアンドリュー・クオモ州知事のリーダーシップにより、民間病院を含めた州内の全病院に対し、最低でも50％以上、病床を増やすよう緊急命令が発令されました。従わない場合には、州がその病院を接収するという強制措置が行われますから各病院も従わざるをえません。そのほか、大規模なイベント会場などに臨時の「野戦病院」を建てたり、海軍に病院船の派遣を要請したり、州内の医学部生を病院などに派遣する行政命令を出すなどして、わずか3週間ほどの

1 Islam N, Shkolnikov VM, Acosta RJ, Klimkin I, Kawachi I, Irizarry RA, et al.（2021）：Excess deaths associated with covid-19 pandemic in 2020 : age and sex disaggregated time series analysis in 29 high income countries. The BMJ (Internet). May19;373.

間に9万床のコロナ病床が確保されました。その結果、ニューヨーク州はその後の感染の波で1日1万数千人規模の新規感染者を出しましたが、第1波のように医療崩壊が起きることはありませんでした。

もちろん、ドイツやフランスをはじめとするヨーロッパの各国でも、様々な形の行政命令が行われ、たとえ民間病院であってもコロナ病床が確保されています。日本によく似た医療制度を持っている韓国でも、第3波の際には、重症病床を確保するように、大病院に対する行政命令が出されています。

しかしながら、我が国の場合には、これほどの非常時であるにもかかわらず、民間病院に対して行政命令を出す権限が、政府にも都道府県にもありません。民間病院がコロナ患者の受け入れを拒んだ場合、手も足も出ないのです。つまり、本質的な問題は、民間病院の多さというよりは、非常時でも行政命令が出せないという我が国の法制度にあると言えます。

協力要請に留まる各種法律

もう少し詳しく見てゆきましょう。具体的に、関連する法律としては、医師法、医療法、感染症法、新型インフルエンザ等対策特別措置法の4つがあります。医師法については、よく知られているように、第19条において「診療に従事する医師は、診察治療の求があった場合には、正当な事由がなければ、これを拒んではならない」という、いわゆる医師の応召義務が規定されています。しかし、条文の中にある「正当な事由」という言葉がくせ者で、かなり幅広く解釈できるのが実情です。例えば、今回の場合、コロナ患者を受け入れるための医療スタッフや設備・物資が不足しているということも、十分に正当な事由になり得ます。したがって、医師法でコロナ患者の受け入れ義務を課すことは、実際上、不可能であると考えられています。

一方、医療提供体制を規制する医療法では、どの診療科でどんな患者を受け入れるかについて、各医療機関が独自の判断で決められることになっています。各病院に対して監督権限を持っている都道府県ですら、どの病床をどれぐらい用意しろと病院に指示・命令することはできません。新型コロナウイルスの患者を受け入れるかどうかを判断する権限はあくまで病院長にあり、行政ができるのは各病院に対する「協力要請」だけなのです。この点は、感染症対策の取り扱いを定めている感染症法（第16条の2）、新型コロナウイルスの対策を定めている新型インフルエンザ等対策特別措置法（第31条）も全く同じで、それぞれ行政は「協力要請」しかできない制度となっていました。

骨抜きにされた感染症法改正

しかしながら、さすがに今回のコロナ禍では、協力要請だけでよいのかという議論が国会でも行われ、2021年2月に感染症法の改正が行われています。もっとも、改正に対する医療界の反発は大きく、結局、行政命令まで踏み込むことができませんでした。政治的妥協の産物として、民間病院に対する病床確保を、これまでの「要請」に加えて「勧告」できることとし（第16条の2 2項）、勧告に従わない場合に病院名を公表できる罰則が追加されました（同 3項）。しかし、容易に想像できるように、この程度では民間病院が本気で病床確保を行うとは思われません。

しかも、改正法に基づいた要請は、これまで奈良県や大阪府、札幌市などで行われましたが、「伝家の宝刀」である勧告や病院名公表は、いまだに一度も行われていません。こうした中、第5波の最中の2021年8月には、厚生労働大臣と東京都知事が連名で、東京都内の全医療機関に対してコロナ病床確保の要請を出し、いよいよ本格的に改正法を使うのかと注目を浴びました。要請に先立って、都が各病院に空床実態の調査を行うなど、プレッシャーをかけたのは良かったのですが、結果的に、増加できた病床数は150

床に止まりました。東京都全体でたったの150床ですから、メンツ丸つぶれの空振りです。まさに「大山鳴動して鼠一匹」でした。

では問題はどこにあったのかというと、またしても「正当な事由」です。改正感染症法も、正当な事由がなければ勧告を拒否できないという条文になっていますが、厚生労働省が示している正当な事由の中には、(1)医療スタッフや設備・物資が不足していること、(2)現在の入院患者の転院先が確保できないこと、(3)地域における救命救急医療や他の一般診療に支障が生じることが含まれています。このような幅広い解釈では、全ての病院に正当な事由があることになってしまいます。まさに「骨抜き」で、感染症法をわざわざ改正した意味は、全くありませんでした。

金銭的解決方法では効果がなかった

法律上、行政命令が行使できないため、我が国ではもっぱら「利益誘導」という経済的手段がとられています。すなわち、コロナ患者をみる場合に医療機関に支払われる治療費(診療報酬)を引き上げたり、コロナ病床確保に対する各種補助金を用いて、民間病院にコロナ患者を引き受けさせようとしてきたのです。

例えば、2020年4月には、重症者や中等症患者の診療報酬が2倍に引き上げられました。ただ、この程度の引き上げでは採算がとれないと、医療界から非難の声が上がったため、5月には3倍、9月には中等症以上の患者分が5倍まで引き上げられました。また、2021年8月末には、厚生労働省が比較的重い中等症患者（中等症Ⅱ）の診療報酬を、6倍にする方針を決めたと報じられています。まるで「バナナのたたき売り」のようです。

こうした「金で解決」というやり方では、どうしても足元を見られてしまいます。2021年4月からは、全ての医療機関に対する特例加算として、感染予防策を行っていることを条件に、初診・再診料50円、入院1日100円、調剤1回40円、訪問看護1回50円（小児科の場合には医科100円、歯科550円、調剤120円を加算）の診療報酬引き上げが行われています。コロナ患者を全く引き受けていない病院や開業医たち、歯医者などのコロナ治療と関連が薄い診療科も対象となっています。まさにどさくさに紛れた大盤振る舞いで、コロナ対策として意味があるのか、大いに疑問です（初再診に上乗せする診療報酬は9月末で打ち切り、小児科は半減することになりました）。

十分に活用されていない交付金

また、政府の「緊急包括支援交付金」として、病床確保料や医療従事者の人員確保・処遇改善等に、4・6兆円もの予算が用意されました。病床確保料とは、新型コロナウイルス感染症患者専用の病棟や病床がある医療機関（重点医療機関）に、普段からコロナ病床を空けておいてもらうために（空床を用意するために）、1床あたり1日最大43・6万円を交付する仕組みです。また、「さらなる病床確保のための緊急支援」として、重症者用病床1床につき最大1950万円、重症以外でも最大900万円を補助する仕組みも作られています。

しかしながら、病床確保料として用意された措置額（1兆2935億円）に対して執行額は8095億円（2021年3月末まで）、緊急支援の措置額（2693億円）に対して執行額は1588億円（同3月21日まで）と、十分に活用されているとは言い難い状況です。

また、緊急包括支援交付金は本来、一時的なコロナ専用病院（いわゆる「野戦病院」）の臨時設置にも柔軟に活用できる予算です。野戦病院と言えば、中国・武漢《ぶかん》市で1000床規模の一時的コロナ専用病院が約10日で建設され、コロナ患者の治療に大活躍したことが我々の記憶に新しいところです。それに倣って、イギリスではナイチンゲール病院と呼ばれる一時的コロナ専用病院が7つ作られたり、アメリカでもニューヨーク州内に野営病院の他、臨時病院も6つ開設されるなど、いろいろな国で活用事例があります。しかしながら、我が国ではその必要性が長く指摘されてきたのに、これまでなぜか作られてきませんでした。第5波になってようやく、大阪府が1000床規模の「野戦病院」を整備する方針を示しています。どうせ予算の大盤振る舞いをするのであれば、このようにきちんとした使い方をして欲しいものです。

幽霊病床

さらに、使われた補助金も、本当に効果があったのか疑問符がつく事例が報告されています。いわゆる「幽霊病床」の問題です。第5波の最中の2021年9月に、日本テレビの独自取材として驚くべき内容が報道されました。コロナ患者をすぐに受け入れられる「即応病床」と申告している東京都内172の病院のうち、病床使用率が40%未満の病院が27もあり、うち7施設は患者の受け入れ数がゼロだったというのです。既に述べたように、これらの病院には1床あたりの支援金に加えて、空床に対する病床確保料が支払われています。それなのに、第5波のピーク時においてすら、コロナ患者の受け入れを拒否するというのは、さすがに「食い逃げ」行為だと言われても仕方がありません。

これはもちろん、病院側のモラルにも問題がありますが、厚生労働省による補助金の制度設計にも甘さがあったと言わざるをえません。補助要綱には、補助金を受けた医療機関は、都道府県からの入院要請があった場合に、正当な理由なくコロナ患者受け入れを断らないことが規定されています。しかし、①「正当な理由なく」という条件があいまいであることや、②確保病床が実際に使われているどうか、都道府県による確認作業が必須化されていないなど、病院が食い逃げできる隙を与えていたのです。厚生労働省は慌てて、患者を受け入れていない場合には補助金対象外になりえるとの事務連絡を発出し、田村厚生労働大臣も、補助金返還もやむなしとの見解を記者会見で示しました。

厚生労働省や都道府県の立場に立ってみれば、「それは言わずもがなではないか……」ということなのかもしれませんが、民間病院に対して金で解決を図ろうとするのであれば、性善説に立つのは甘すぎるのです。民間病院はビジネスなのですから、補助金の制度設計もビジネスライクに行うべきです。

厚生労働省は未だに、補助金が適切に使われていたかどうか実態調査を行うように、都道府県に指示を出していませんが、これは早急に行わせるべきです。そして、コロナ患者を受け入れていなかった病院には、きちんと補助金返還を迫るべきでしょう。ここで強い態度を示さないと、この先も国民の血税が食い物にされ続ける可能性があります。

民間病院の多さは真犯人ではないが……

以上の議論からも明らかなように、民間病院が多いこと自体は、必ずしも医療崩壊の危機の原因とまでは言えません。つまり、真犯人とは言えないでしょう。諸外国のように、非常時にきちんと病床確保を命じられる法制度となっていれば問題がないからです。公立・公的病院の割合を諸外国並みに増やすということも考えられますが、これらの病院は効率性が低く、どうしても医療費の無駄が多くなるという問題が生じます。それよりも、今ある民間病院をうまく活用することを考える方が現実的でしょう。ただ、我が国の場合には、せっかく法改正をしながら、行政命令を出すところまで踏み込めなかったことと、経済的インセンティブの設計がずさんであったことに、問題の本質があります。幸いなことに、それらは改善が可能です。

第四章　容疑者3‥小規模の病院

3番目の「容疑者」は、我が国には小さい病院が多すぎて、物理的にコロナ患者に対応できなかったのではないか、というものです。前章では、我が国の病院の実に7～8割が民間病院で占められ、その民間病院に病床確保の行政命令ができないことに問題があると指摘しました。ただ、民間病院にも当然、言い分があるでしょう。それは、病院の規模が小さすぎて、新型コロナの入院患者を引き受けることが物理的に難しいということです。あるいは、中小病院は大病院に比べて、コロナ患者を引き受けるためのコストが高くつき、採算が合わないという声も聞かれます。詳しく見てゆきましょう。

ハードルが高いコロナ患者受け入れ

一般的に、病院にとって一般病床でコロナ患者を引き受けることは、物理的にも、収益的にも、非常にハードルが高いと言えます。第二章で述べたように、コロナ患者に対応するには、感染症や呼吸器内科などの専門医や、よく訓練された看護師が必要となります。特に看護師の人員配置は、通常の2～3倍程度がどうしても必要です。院内感染を防ぐために、コロナ患者をみる医療スタッフはコロナ患者専属にしなければなりません。家庭に戻れない医療スタッフのために、宿泊先を用意する必要もあります。

また、大量の防護服や医療用マスク、酸素吸入や人工呼吸器・ＥＣＭＯなどの医療機器も用意しておかなければなりません。コロナ患者の動線確保のために病院の改修・改築を行い、隔離用の障壁や陰圧室（病室の内と外で気圧を変えて、病室内の空気が外に漏れないようにする設備を備えた病室）なども、急遽設置しなければならない場合があります。

さらに、コロナ患者のために病床を1つでも使うと、同じ部屋の入院患者に院内感染のリスクが生じます。そのため、その病室はもうコロナ患者以外の入院患者が使えなくなり、「コロナ専用病室」にせざるを得ません。また、同じフロアー（階）の各病室は、同じ空調システムでつながっているのが普通ですから、空調を通して感染が拡大する恐れがあります。もちろん、様々な人や物の出入りも、病室間で生じます。したがって、少なくともコロナ専用病室と隣接する病室は空けておく必要がありますし、そうなるともう、フロアーごと「コロナ専用フロアー」にする方が安全です。さらに万全を期すならば、病棟ごと「コロナ専用病棟」にするのが理想的と言えます。

しかし、コロナ専用フロアーやコロナ専用病棟を用意できたり、医療スタッフや設備に余裕があるのは、かなりの規模の大病院に限られます。病棟が1つしかなく、フロアー数も少ない中小病院では、そもそも物理的にコロナ患者を受け入れることが難しいことが分かるでしょう。

収益的にも厳しいコロナ患者

また、一般的に、各病院はコロナ患者を受け入れることで、収益面でも厳しい状況に追い込まれます。我が国の病院の大きな特徴は、病床数が多いにもかかわらず、普段から病床があまり空いていないということです。わが国の診療報酬制度の下では、比較的症状が軽く、集中的な医療が必要ない回復期や慢性期の患者でも、ただ病床に入院患者がいるというだけで、結構な収入が病院に入る仕組みとなっています。「病院経営は病床を埋めてナンボ」と言われるゆえんです。このため、特に中小病院の多くは、術後に、諸外国に比べて長い入院日数をとったり、長期入院する回復期や慢性期の患者を多く受け入れたりして、とにかく病床を隙間なく埋めることで収益を上げるビジネスモデルとなっています。

このため、コロナ患者を受け入れるためには、まず、既にいる入院患者を他の病院に転院させるなり、自宅療養に切り替えてもらうなりして、病床を空ける努力をしなければなりません。当然、病院はその入院患者から得ていた診療報酬を失うことになります。コロナ患者でその分の診療報酬が補えればよいのですが、既に述べたように、コロナ以外の患者とコロナ患者を同じ病室内に混在させるわけにはいきませんから、どうしても病床を隙間なく効率的に埋めることができなくなります。また、新型コロナウイルスには感染の波があり、波が収まるとコロナ患者が激減して病床が空いてしまいます。その時に、大病院であれば、次々と急患が運ばれてすぐに病床が埋まりますが、中小病院は再び埋まるまで時間がかかってしまいます。

また、周囲にその病院がコロナ患者を受け入れていることがわかると、感染を怖がってコロナ以外の入院患者が減少してしまいます。入院だけではなく、外来の患者も足が遠のくことを覚悟しなければなりません。こうした風評被害も、中小病院ほど深刻であると考えられます。なぜならば、中小病院には、比較的軽症の入院患者や外来患者が多く、彼らの多くは自分でどの病院に行くかを選択できるからです。

もちろん、第三章で説明したように、コロナ患者の診療報酬引き上げや病床確保料などによって、事態はずいぶん改善されてきています。しかし、それでもなお、中小病院にとっては厳しく、収益面から考えて、なかなかコロナ患者を受け入れられない判断となる場合が多いのです。

中小病院だらけの我が国

図表4－1　病院の病床規模別にみた施設数

	病院数	構成割合
総数	8,300	100.0%
20～49床	887	10.7%
50～99床	2,058	24.8%
100～149床	1,442	17.4%
150～199床	1,382	16.7%
200～299床	1,068	12.9%
300～399床	684	8.2%
400～499床	378	4.6%
500～599床	165	2.0%
600～699床	110	1.3%
700～799床	47	0.6%
800～899床	27	0.3%
900床以上	52	0.6%

注）出典は厚生労働省「医療施設調査」（令和元年度）

問題は、我が国の病院の圧倒的多数が、中小病院であるということです。中小病院だらけといっても過言ではありません。図表4－1をみると、我が国にある病院の実に約7割（令和元年度で69・6％）が200床未満の中小病院であることがわかります。通常、大病院と呼ばれるのは400床以上の病院ですが、その数はわずか9・4％に過ぎません。

ちなみに、海外と比較して

図表4－2　OECD加盟国の人口100万人当たりの病院数（2019年）

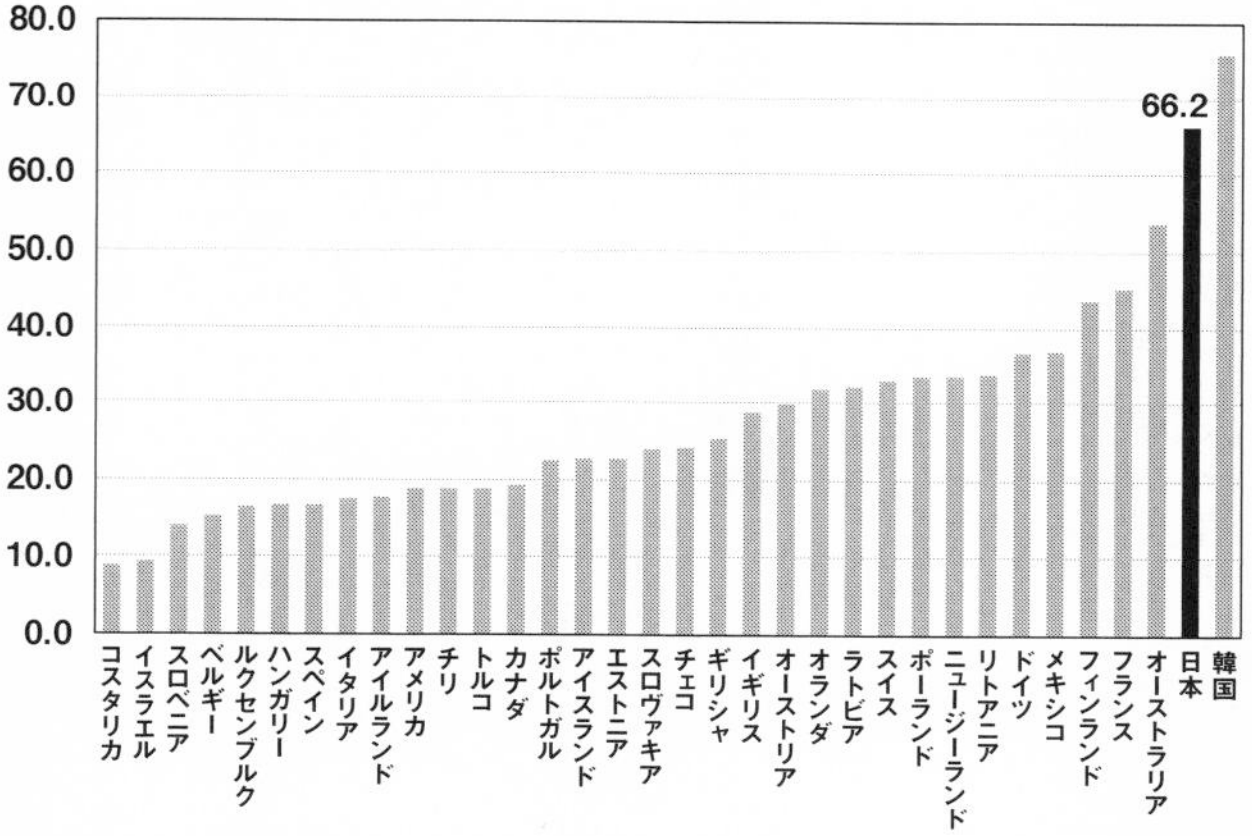

注）データは2018年のもので、出典はOECD「Health Statistics」（2019）。ただし、スウェーデンのデータはなく、コロンビアのデータを除いている。

も、日本の病院規模の小ささは際立っています。我が国の状況と直接比較できる海外のデータはなかなか存在しませんが、例えば、図表4－2はOECD加盟国の人口100万人当たりの病院数をグラフ化したものです。これをみると、韓国にこそ及ばないものの、日本は突出して病院数が多いことがわかります。逆に言えば、我が国は一つ一つの病院の規模が国際的に見て非常に小さいということです。

　さて、400床以上の大病院の病床数を合計すると、日本全体で40万床強と言ったところです。第

5波のピーク時におけるコロナ患者の入院確保病床数が約4万床ですから、もし、大病院だけでコロナ病床を全てまかなおうとするならば、1病院あたり1割程度の病床を転換させなければならない計算となります。1割というと400床の大病院で40床です。東京都内の大病院で、現在、もっとも多くのコロナ患者を受け入れている東京医科歯科大学医学部附属病院（753床）ですら、コロナ病床数は83床（重症 12床、中等症 49床、陽性の疑い22床〈2021年9月5日時点〉）ですから、全ての大病院が1割の病床をコロナ専用にすることは相当難しいことです。このため、中小病院の多くがコロナ患者の受け入れを拒否してしまうと、すぐに病床逼迫が起きてしまうことになります。

病院の「中小企業問題」

ところで、わが国の病院はなぜ、このように中小病院ばかりなのでしょうか。実は、中小病院が多いことと、第三章でみた民間病院が多いこととは、いわば「コインの裏表」の関係にあります。要するに、民間病院が多いから中小病院が多いのです。

我が国の病院の歴史を振り返ると、診療所の開業医が病床を持って個人病院となり、医療法人を作るなどして病床を増やし、現在の民間病院群が作られてきました。もともと開業医から出発しているため、いまだに小規模な民間病院が多いのです。

既に明治時代半ばから、わが国の医療提供体制は、公立・公的病院よりも民間病院の方が多かったのですが、民間病院が全体の8割を占めるまでに成長したのはむしろ戦後です。我が国の医療も、他の産業と同様、戦災によって壊滅的なダメージを受けました。1935年に4625、1940年に4732あった病院数は1945年には、わずか645になっていました。その戦災から復興する過程において、財政難で公立・公的病院がなかなか増やせない中、政府は民間の力を借りて、日本全体の病院数を増やそうとしたのです。経済白書が「もはや戦後ではない」と宣言する前年の1955年には、既に病院数は5119と、戦前を上回る水準まで回復していました。その後、1961年に、誰もがどこかの医療保険に必ず加入できるという「国民皆保険制度」が成立すると、民間病院の収益基盤が安定化し、経済的インセンティブ（収益）に反応しやすい民間病院はますます増加してゆきました。こうして高度成長が終わりつつあった1970年には、わが国の病院数は7974と、現在の8300とほぼ遜色ない水準に達しています。

こうして増加した民間病院の設立者、もしくは設立者の子どもや孫にあたる病院長たちは、言わば「一国一城の主」です。自分がオーナーのまま、少しずつ規模が拡大してゆくのは問題ありませんが、他の病院と合併したり、統合されたりして一気に規模を拡大することは望みません。なぜならば、経営権が他人の手に移り、自分の子どもや孫に病院を継がせられなくなる可能性があるからです。このため、大病院と呼ばれる規模にまで成長する民間病院は極めてまれな存在です。このような原理で、現在の中小病院ばかりの医療提供体制が出来上がったのです。

ちなみに、中小・零細ばかりでなかなか大規模化せず、生産性が低いままでいるという問題は、我が国の社会福祉（介護、保育）や教育（私立学校、幼稚園）、農業、漁業、中小企業などにも共通した問題です。数（投票数）が多いことが業界団体としての力の源泉となっているため、政治的になかなか解決が難しい点も同様です。

「規模の利益」が働くコロナ患者

それでは、実際に、どのような規模の病院がどれぐらいのコロナ患者を引き受けているのでしょうか。残念ながら、現在、行政からの情報公開が全く行われていないために、実態を正確に把握することはできません。ただし、一部の自治体や民間のコンサルティング会社などが構築しているデータベースなどから、その様子をうかがい知ることは可能です。例えば、株式会社グローバルヘルスコンサルティング・ジャパン（GHC）は、病院

図表4-3　病院の規模別の新型コロナ患者の受け入れ割合

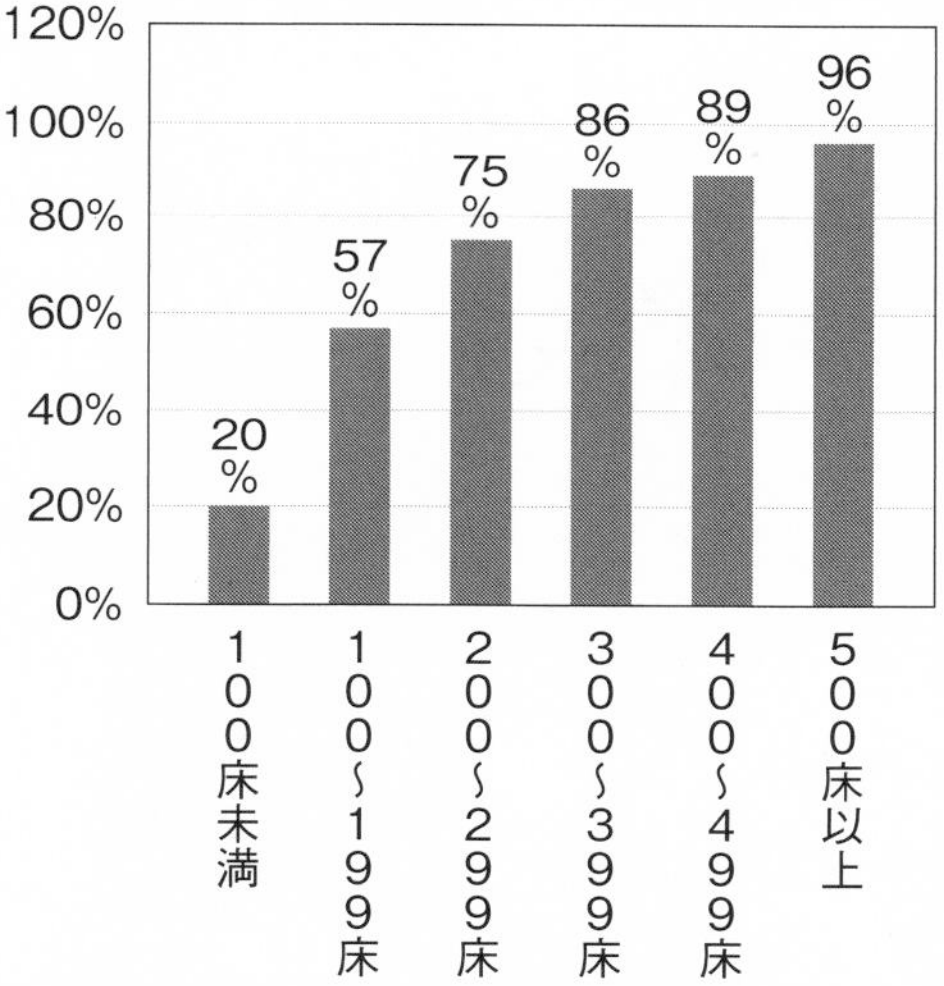

注）DPC（診断群分類別包括評価）対象病院のうち334病院の2020年2月から11月のデータから集計。株式会社グローバルヘルスコンサルティング・ジャパン（GHC）による調査レポートの表をグラフ化。

のベンチマーク分析のために、病院の診療データを収集していますが、コロナ禍が始まってからは、そのデータベースを使った分析結果をタイムリーに公開しています。[1] 図表4-3はその1つですが、やはり、規模の大きな病院ほど、新型コロナ患者の受け入れ割合が高くなっていることがわかります。特に注目されるのが、100床未満の病院の受け入れ割合が20%と、約8割の病院がコロナ患者を受け入れていないことです。また、100～199床

図表４－４　受け入れ患者数と医業利益

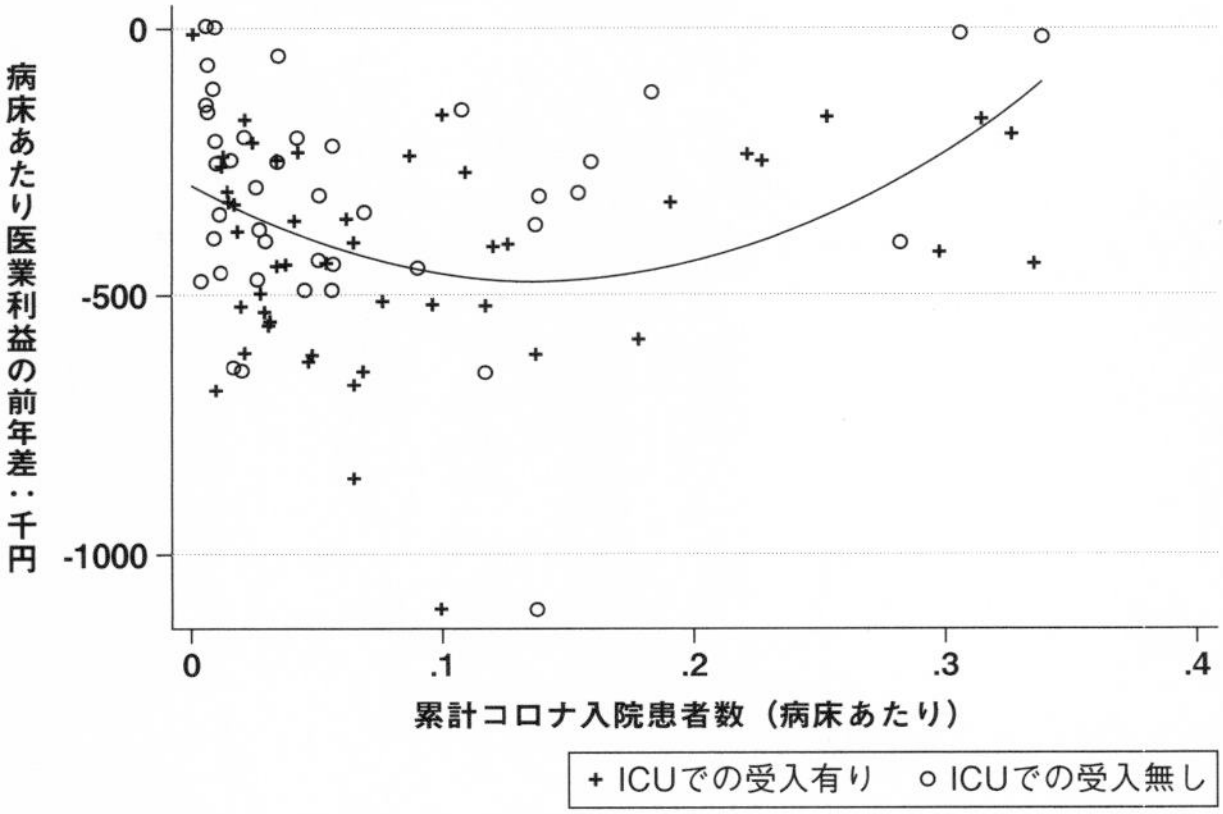

注）注2に引用している高久論文の図2より。

の受け入れ割合も57％ですから、約4割の病院がコロナ患者を受け入れていません。やはり、中小病院は物理的にも収益的にも、コロナ患者を受け入れることが困難であることがわかります。

　さらに、一橋大学経済学研究科／国際・公共政策大学院の高久《たかく》玲音《れお》准教授は、東京都によって収集された都内の病院データを分析し、新型コロナで受け入れた入院患者数と医業利益の間に2次曲線の関係があることを報告しています[2]（図表4－4）。つまり、病院のコロナ患者数が増えると、始めのうちは、患者当たりの収益が減少して経営が苦しくなりますが、一定の患者数を越えると、逆に収益が増して経営が楽になるのです。これは、コロナ患者の受け入れ数に、「規模の利益」（スケールメリット）が働くことを意味しています。一定規模のコロナ患者数を受け入れた大病院は、その後は患者を多く引き受ければ引き受けるほど収益が増えてゆく構造となっているのです。

大病院への患者集約化が即効策

これは、今後の政策的対応を考える上でたいへん重要なエビデンスと言えます。規模の利益が働く理由は、先の議論からも明らかです。病院がコロナ患者を受け入れるためには、その数にかかわらず、必要な設備などを用意しなければならず、大きな固定費用が発生します。また、コロナ病床を用意しようとすれば、部屋ごと、フロアーごと、あるいは病棟ごとコロナ専用にせざるをえないことも、一種の固定費用となります。固定費用とは、患者の数にかかわらずかかる費用のことですから、逆に言えば、患者が増えれば増えるほど、みんなで「割り勘」でき、1人当たりの患者にかかる固定費用は安くなりま

1　株式会社グローバルヘルスコンサルティング・ジャパン（GHC）調査レポート「新型コロナ、対応すべき規模の民間病院1割未満『医療資源不足で対応は危険、役割分担と連携を』」https://prtimes.jp/main/html/rd/p/000000021.000046782.html

2　高久玲音「医療提供体制への影響」経済セミナー増刊『新型コロナ危機に経済学で挑む』日本評論社、二〇二一年

す。固定費用が安くなれば当然、患者にかかる1人当たりの（全）費用も下がります。
一方で、いくら患者が増えても、患者1人当たりの収入は、診療報酬が一定なので変わりません。つまり、ある程度の数まで患者数が増えて、患者1人当たりの収入が費用を上回れば、あとは患者を増やせるだけ増やした方が病院にとって得になる構造となっているのです。

したがって、日本全体のコロナ病床数を拡大する上で最も効率的なのは、大病院にコロナ患者を集中的に受け入れさせ（患者集約化）、大病院のコロナ以外の入院患者を中小病院に転院させることです。実際、イギリスのNHSトラスト（病院群）ではそのような患者集約化が行われており、トラストによっては病床の半分以上がコロナ患者で埋められていたということです。また、ヨーロッパの中でも感染者数が桁違いに多かったスウェーデンでは、第1波の際に首都ストックホルムの大学病院が約1600床のうち約500床をコロナ病床に転換しています。さらに、ドイツも数百床規模の大病院について、病床の1割をコロナ専用としました。

これに対して、我が国の都道府県が行ってきたコロナ病床確保の基本方針は、ほぼ正反対と言えます。つまり、なるべく多くの病院に対して、少しずつ病床を空けるように要請し、まるで「負担の平等化」を図っているようでした。これでは規模の利益が全く働かずに非効率であるばかりか、確保できるトータルのコロナ病床数も少なくなってしまいます。規模の利益をフルに生かして集約化すれば、もっとたくさんのコロナ患者を引き受けられる大病院に対して、その潜在能力を使い切らない形となるからです。

もちろん、感染拡大期には、いくら集約化を行ったとしても、大病院だけでコロナ患者をすべて引き受けることは難しいでしょう。軽症や中等症の患者については、中小病院にも、もう少し頑張って受け入れてもらう必要があります。ただ、中小病院がコロナ患者を受け入れることには、物理的にも、収益的にも、困難があることもまた事実です。この点は行政命令を可能とする法改正を行ったとしても変わらず、したがって、行政命令で増やせる病床数にはある程度の限界があるものと思われます。

それよりも、大病院にコロナ患者を集約化して、中小病院にコロナ患者以外の入院患者を転院させる調整を行う方が、はるかに効果的な病床拡大策になるでしょう。既にみたように、患者集約化は大病院にも収益面でメリットがあります。しかも、大病院は公立・公的病院や大学病院が多いので、国や都道府県がやる気にさえなれば、行政による指示・命令が行いやすい点も好都合です。即効策としては、大病院への患者集約化の方を優先して模索すべきでしょう。

さて、結局のところ、我が国で小規模の病院が多いことは医療崩壊の危機が起きる犯人とみてよいのでしょうか。既に見てきたように、我が国の大病院の少なさ、逆に言えば中小病院の多さこそが、まさに医療逼迫が生じる原因です。やはり、主犯級の犯人と言えるでしょう。

第五章　容疑者4：フル稼働できない大病院

前章でみたように、コロナ患者数には「規模の利益」（スケールメリット）が働きますので、大病院は診療報酬の高いコロナ患者、特に重症者を数多く引き受ける方が、収益が増加します。本来は自ら進んで患者集約化を行っても良いはずです。

しかしながら、現実には、大病院であってもコロナ患者を引き受けていない病院はありますし、受け入れている病院のコロナ患者数も決して多くはありません。読者の皆さんは意外に思われるかもしれませんが、この「大病院が十分にその能力を発揮しないこと」こそが、4番目の「容疑者」なのです。

重症者を受け入れている大病院は約23％

詳しく見てゆきましょう。図表5－1は、厚生労働省の病院データベース（医療機関等情報支援システム：G－MIS）に報告のある400床以上の大病院について、コロナ患者の受け入れ状況をみたものです。第5波が既に深刻となっていた2021年7月28日時点で、コロナ入院患者を受け入れている病院数は492、割合にして72・6％ですから、逆に言えば、3割近い数の大病院がコロナ患者を受け入れていません。また、重症者（ECMOもしくは人工呼吸器使用中、または重症病床入院中）を受け入れている大病院はわずか

図表５－１　病院のコロナ患者受け入れ状況（2021年7月28日時点）

	全病院	400床以上の大病院	国立・公立・公的病院	民間病院	大学病院	感染症指定医療機関
コロナ入院患者がいる病院数	1441	492	778	660	65	408
割合	24.8%	72.6%	56.7%	14.9%	80.2%	79.8%
コロナ重症患者がいる病院数	210	154	124	88	45	83
割合	3.6%	22.7%	9.0%	2.0%	55.6%	16.2%
総数(G-MISで報告のある病院数)	5807	678	1373	4426	81	511

注）厚生労働省「新型コロナウイルス感染症患者の受入状況（月報）」より。

154です。割合にして22・7％に過ぎません。

また、次ページ図表5－2は、その大病院について、コロナ入院患者数別の分布をみたものです（黒の棒グラフ）。患者数が1人から4人の病院が172（35・0％）、5人から9人の病院が141（28・7％）と、患者数が10人未満の病院が全体の約64％を占めています。この状況は、200床以上400床未満の病院（灰色の棒グラフ）、あるいは100床以上200未満（白色の棒グラフ）と比較しても、それほど顕著な差異が見られません。一方、20人以上の入院患者を引き受けている大病院は全体の1割程度に過ぎ

図表5－2　病床規模別のコロナ入院患者数の分布

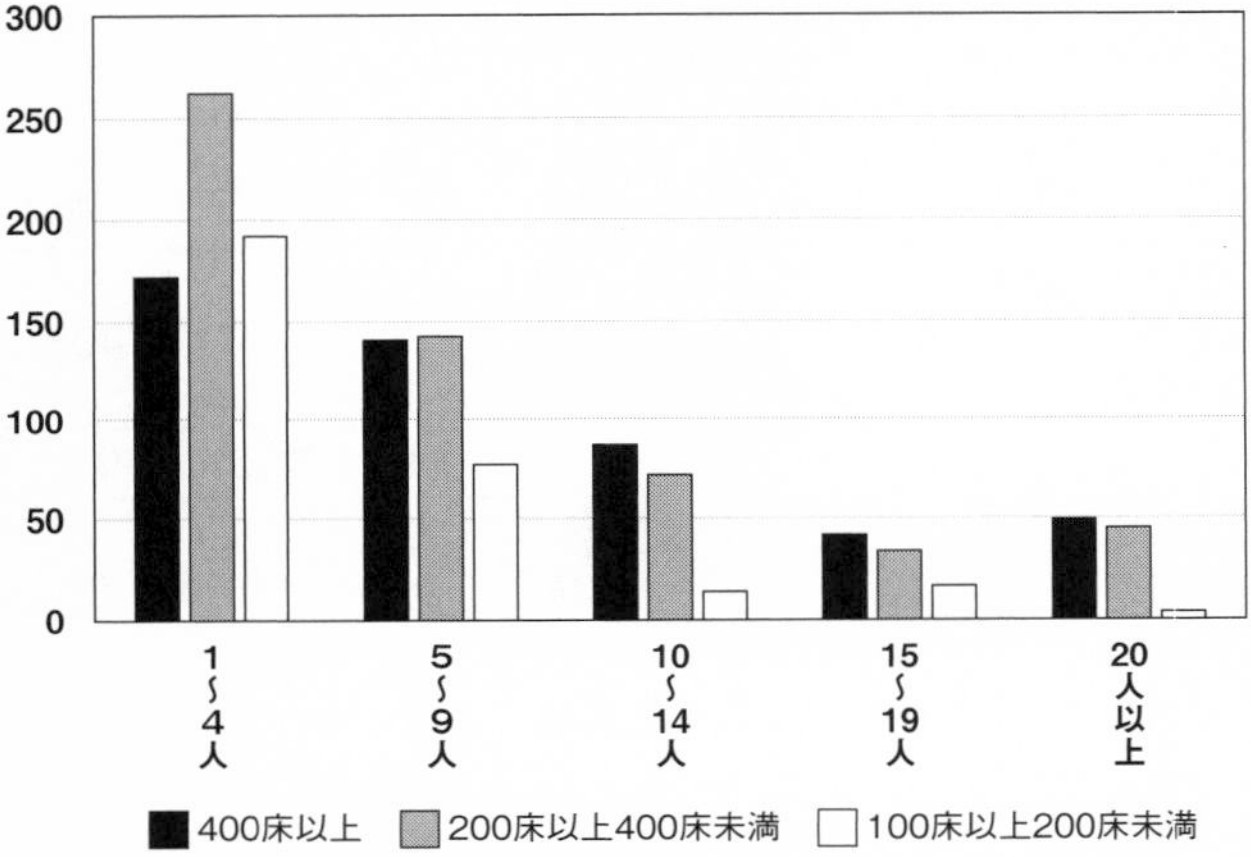

注）厚生労働省「新型コロナウイルス感染症患者の受入状況（月報）」より。

ず、患者集約化には程遠い状況であることがわかります。

また、図表5－3は、重症者の受け入れ人数別の分布をみたものです。驚くべきことに、重症者を受け入れている大病院のうち、実に8割以上が、1人から4人の重症者しか受け入れていません。

公立・公的病院も少ない実態

次に、民間病院に比べ、たくさんのコロナ患者を受け入れているイメージがある公立・公的病院ですが、その実態はどうなっているのでしょうか。前ページの図表5－1をみると、コロナ入院患者を受け入れている公立・公的病院の

図表5－3　病床規模別のコロナ重症者数の分布

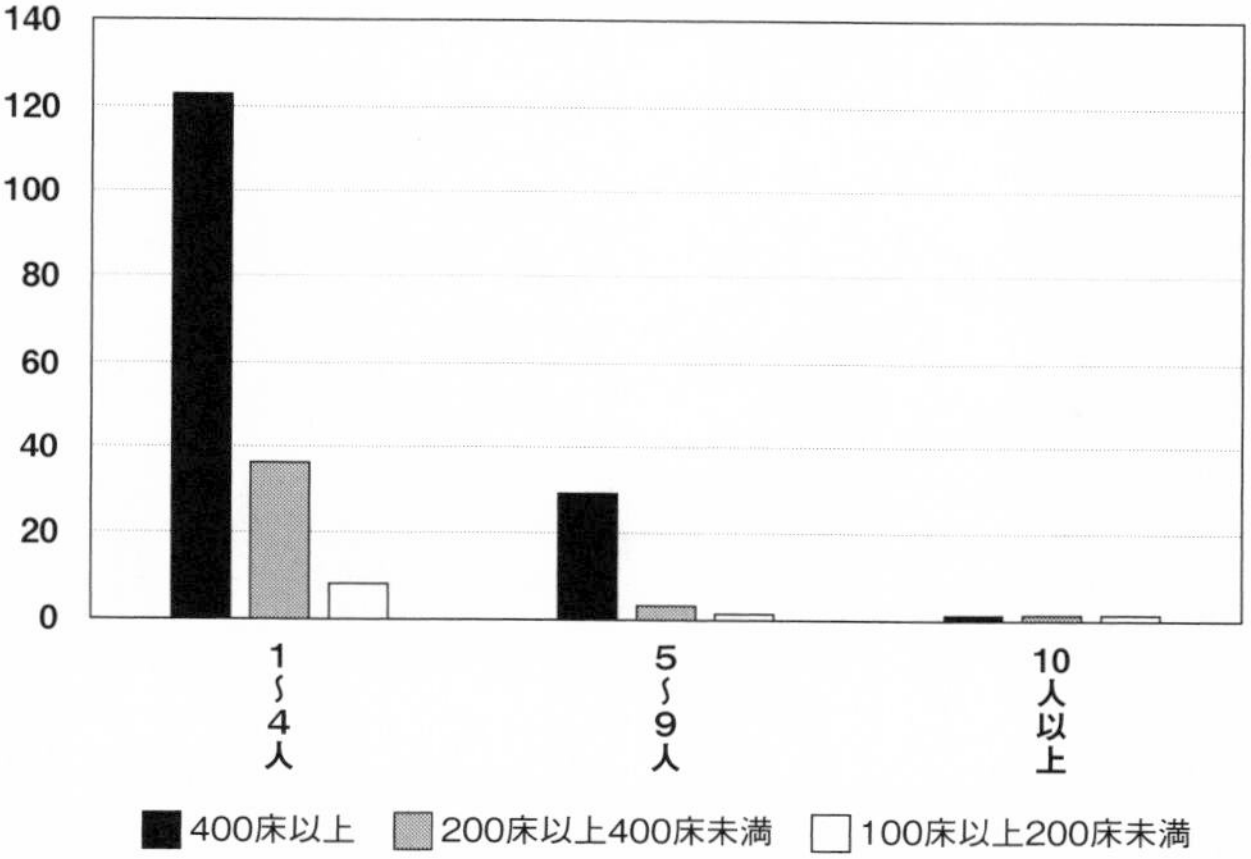

注）厚生労働省「新型コロナウイルス感染症患者の受入状況（月報）」より。

割合は56・7％と、確かに民間病院の14・9％よりはかなり高くなっています。それでも、4割強の公立・公的病院がコロナ患者を受け入れていないのが実態です。ちなみに、重症者がいる割合も9・0％と、民間の2・0％よりは高くなっていますが、割合自体はわずかです。

また、コロナ患者を受け入れている公立・公的病院が、1病院当たりどれぐらいのコロナ入院患者を受け入れているのかをみると、1人から4人の病院が350（45・0％）、5人から9人の病院が210（27・0％）と、患者数が10人未満の病院が全体の72・0％を占めています（図表5－4）。民間病院と比較すると、確かに公立・公的病院の方が、入院

図表5－4　国立・公立・公的病院と民間病院のコロナ入院患者数の分布

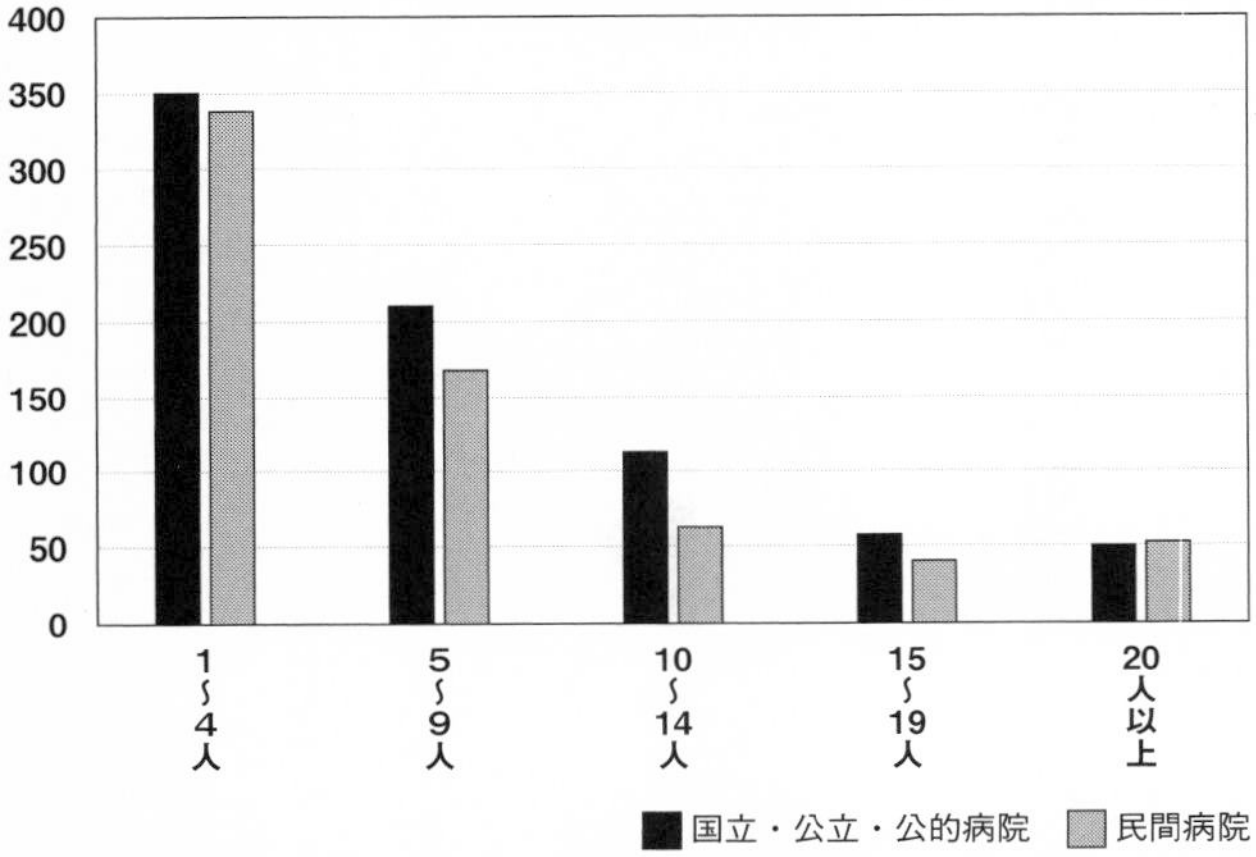

注）厚生労働省「新型コロナウイルス感染症患者の受入状況（月報）」より。

図表5－5　国立・公立・公的病院と民間病院のコロナ重症者数の分布

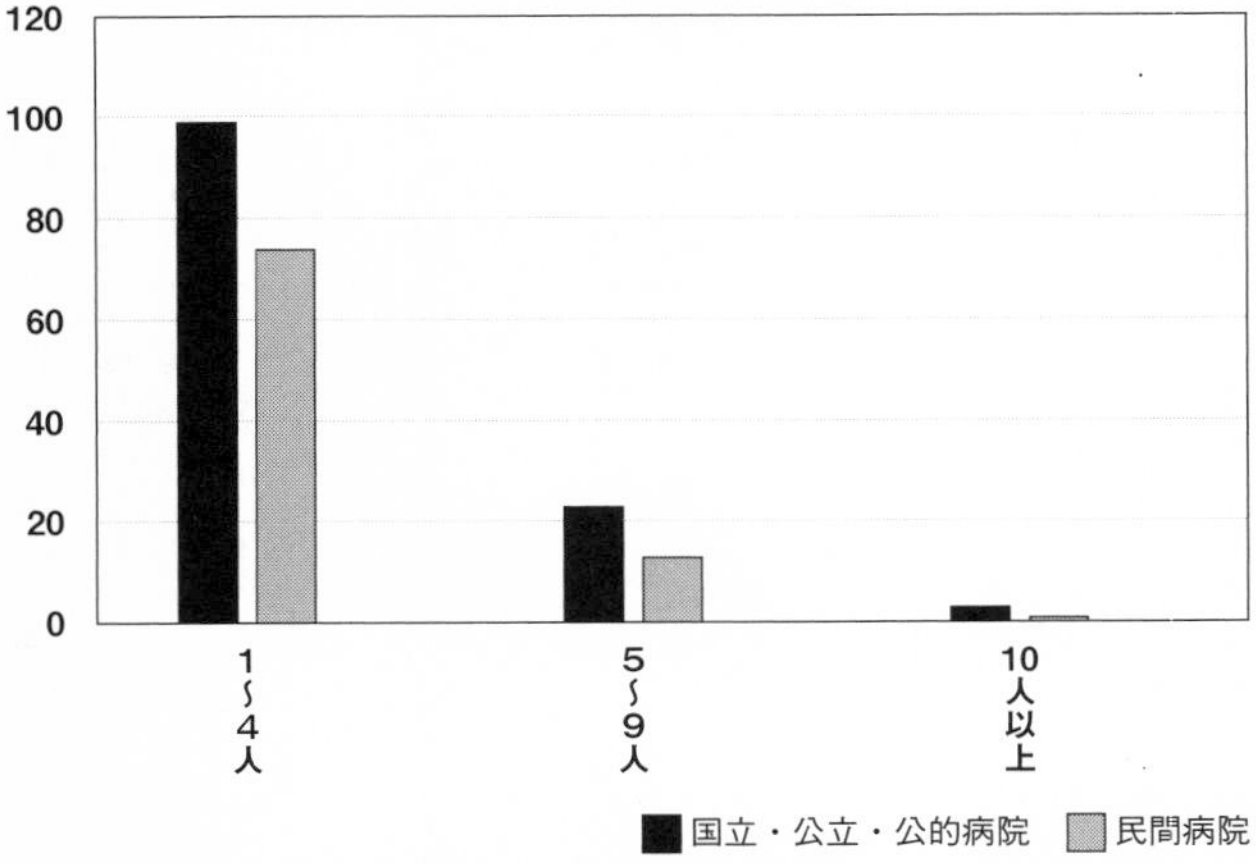

注）厚生労働省「新型コロナウイルス感染症患者の受入状況（月報）」より。

患者・重症者ともに受け入れ人数はわずかに多くなっていますが、それほど違いがあるわけではありません（図表5－4、5－5）。つまり、公立・公的病院は、コロナ患者の受け入れを拒否している病院はさすがに少ないものの、受け入れ患者数自体は決して多いとは言えないのが現状です。

ぎりぎりの医療体制、「はりぼて」の大病院

なぜ、このようなことが起きるのでしょうか。原因の一つとして、医療スタッフや設備などの医療資源が、大病院においてすらも十分に集約化されていないことが挙げられます。

例えば、株式会社グローバルヘルスコンサルティング・ジャパン（GHC）の渡辺さちこ氏と医療経済学者のアキよしかわ氏は、第1波の医療逼迫が深刻であった時期に、東京都内44のコロナ受け入れ病院の診療データを分析し、①専門医（集中治療専門医、救命救急医、呼吸器内科専門医）とユニット体制（ICU、HCU、ER）の両方が整備されている病院は約半数の21病院に過ぎず、②ユニット体制があっても専門医がゼロの病院が19もあったこと（それにもかかわらず7病院が重症者を受け入れていたこと）を報告しています。[1] また、別の

調査から、③専門医とユニット体制の両方が整備されている都内41病院についても、専門医数がわずか1人の病院が15もあることを紹介しています。つまり、大病院とは言っても、すべてが十分に医療資源を備えているわけではなく、実際にはぎりぎりの医療体制となっている大病院が少なからずあるということです。まさに、「はりぼて」の大病院と言えるでしょう。

もっとも、大病院における専門医不足の問題は、致命傷とまでは言えません。対処方法があるからです。例えば、ドイツには、病院間で重症病床や医療スタッフを融通する仕組みがあります。ドイツでは、各州政府が大病院に対してコロナ患者向けの病床確保を指示しましたが、日本同様、すべての大病院に十分に専門医がいるわけではありませんでした。そこで、コロナ重症者を治療するスキルを持つ人材を中小病院から大病院に集約させたり、大病院にいるコロナ以外の患者を中小病院に引き受けさせる調整を州政府が自ら行っています。同様のことが日本でできないわけがありません。

例えば、日本でも２０１７年度から病院運営を柔軟に行う「地域医療連携推進法人」という制度が始まっており、官民を問わず病院間で病床を融通したり、医療従事者を配置転換することが可能となっています。このような制度を活用すれば、少なくとも非常時に、大病院が「はりぼて」になることを防ぐことができます。実際、この「地域医療連携推進法人」制度は、現在、千葉県の安房地区で活用されており、コロナ患者の受け入れに大いに役立っています。

東大病院のコロナ重症病床は8床

もっとも、さすがに大学病院や、普段から感染病患者の受け入れ体制が整っている「感染症指定医療機関」は、「はりぼて」であるはずがありません。しかしながら、83ページの図表5－1をみると、すべての大学病院や感染症指定医療機関（大学病院も含まれます）が、コロナ患者を受け入れているわけではありません。どちらも約2割の病院がコロナ患者数ゼロとなっています。また、受け入れている入院患者数も、10人未満となっている病院の割合が、大学病院で69・2％、感染症指定医療機関で65・0％と、やはり集約化には程遠い状況となっています。

特に、大学病院は、そのほとんどが、医療スタッフや設備、病床数が非常に充実している「特定機能病院」に指定されており、診療報酬も大変優遇されています。ところが、2021年7月28日現在で厚生労働省に報告のあった81の大学病院のうち、16病院が入院

1　渡辺さちこ・アキよしかわ『医療崩壊の真実』エムディエヌコーポレーション

図表5－6　国立大学病院のコロナ患者向け重症病床数

東京大学	8	旭川医科大学	2
東京医科歯科大学	16	島根大学	2
千葉大学	8	秋田大学	2
筑波大学	3	信州大学	10
大阪大学	10	岐阜大学	6
京都大学	3	弘前大学	8
神戸大学	4	富山大学	6
岡山大学	10	福井大学	3
三重大学	6	鳥取大学	12
山口大学	2	金沢大学	10

注）日本経済新聞によるアンケート調査結果。表記以外の国立大学病院は回答していない。

患者数ゼロ、入院患者数が1人から4人の病院が27もある状況です。重症者についても、36病院が患者数ゼロ、1人から4人の病院が36ということですから、その社会的使命をきちんと果たしているのか、大いに疑問と言わざるをえません。

もう少し詳しく見てゆきましょう。実は、日本経済新聞社が第3波の最中に、各国立大学病院にアンケート調査を行い、各病院が確保しているコロナ患者用の重症病床数を公表しました。[2] 図表5－6がそのリストですが、各大学とも確保病床数が非常に少ないことがわかります。

特に、感染拡大の中心地にあり、病床数が1226床もある東京大学医学部附属病院で、わずか8床のコロナ重症者病床しか確保されていなかったという事実は、衝撃的ですらあります。ちなみに、東京大学医学部附属病院の軽症者・中等症用のコロナ病床も、この時点でわずか30床に過ぎません。

国立大学病院長会議の反論

実は、この日本経済新聞の記事が出た後に、国立大学病院の団体（一般社団法人国立大学病院長会議）が、記事を名指しして反論を行う珍しい展開がありました。[3] 国立大学病院に批判の矛先が向かったことによほど不満があったと見えますが、その反論がかえって、我が国の医療提供体制の問題点を際立たせているので、少し長くなりますが、ここに抜粋して引用しておきましょう。

①「ＣＯＶＩＤ－19患者の受入れ体制構築は、重点医療機関の指定に代表されるように、国ではなく都道府県が主体となって進められていますが、各国立大学病院は、地元都道府県の要請に従い、政府の予算を活用して、ＰＣＲ検査の実施やＣＯＶＩＤ－19患者の

2　２０２１年２月９日付け日本経済新聞「国立大の重症病床、コロナ活用半ば　確保率17％、全国水準下回る　民間との分担不可欠」
3　【緊急】国立大学病院の新型コロナウイルス感染症（ＣＯＶＩＤ－19）対応について（令和３年２月12日）http://nuhc.jp/news/detail/itemid021-000050.html

受入れ、特に重症患者の受入れに努めてきました。さらに、地域の中核医療機関がCOVID－19対応でできなくなった一般患者の手術・治療についても機能を分担して国立大学病院が対応する都道府県もありました。このようにCOVID－19に対する国立大学病院の協力体制は、都道府県からの依頼により実施されており、『新型コロナ向け重症者病床数』も都道府県ごとの医療提供体制等の事情を踏まえた調整を経て、指定されています。」

② 「国立大学病院は、全国40の都道府県に置かれた42の医学部附属病院（大学附属を含む）、2つの歯学部附属病院、1つの研究所附属病院において、診療・教育・研究及び地域貢献を使命として活動しています。中でも42の医学部附属病院は、厚生労働省が構築を進める地域医療提供体制の中で、一般病院とは異なる役割、すなわち医療法に規定された特定機能病院としての『高度の医療の提供』、『高度の医療に関する研修』、『高度の医療技術の開発・評価』を担うことを求められています。」

③ 「……仮に各国立大学病院が全てのICUをCOVID－19患者対応とした場合、高度な管理が必要とされる術後患者の受入れ、ひいては高難度手術の実施そのものが停止す

ることになります。また、ＣＯＶＩＤ－19患者の診療・看護には、通常よりも多くの医療従事者が対応する必要があるため、地域内のＣＯＶＩＤ－19患者の増加に伴い、国立大学病院での重症患者の受入れ数が通常診療と共存できる限界を超えると、他の診療科の外来や入院を縮小、あるいは閉鎖せざるを得ません。さらに、重症患者を多く受け入れると、院内感染発生のリスクが高まるため、クラスターを発生させる危険性と隣り合わせの状況になります。これらにより国立大学病院における通常診療が機能不全に陥ることは、地域医療の崩壊を意味し、決して都道府県が求めるものでもありません。」

つまり、①自分たちは、都道府県の指示通りにコロナ患者の病床数を用意しているに過ぎない、②コロナ患者の受け入れよりも、特定機能病院として担っている研究や教育、高度医療提供の方が重要である、③数多くのコロナ患者の対応をすると、通常診療を縮小しなければならなくなるし、クラスターが怖いので、コロナ患者をあまり引き受けられないと言っているのです。

国と地方の役割分担の曖昧さ

まず、①の「国立大学病院の病床数が少ないのは、都道府県の指示によるものである」という点を考えたいと思います。既に前章で述べたように、確かに都道府県の多くは、病床確保を要請するにあたって、なるべく多くの病院に少しずつコロナ病床を提供するよう、まるで「負担の平等化」を図るかのような調整をしているのは事実です。

しかし、国立大学病院内部の事情がよく分かっていない都道府県が、たとえ遠慮していたとしても、医療崩壊の危機が目の前に迫っているわけですから、各国立大学病院は、自分たちが持つ能力を総動員して、なるべく多くのコロナ患者を引き受けるべきなのではないでしょうか。それこそが、まさに「特定機能病院」としての社会的使命であり、「指示待ち」を決め込むのは、いかにも官僚的な対応と言わざるをえません。

また、反論文でわざわざ「COVID-19患者の受入れ体制構築は、重点医療機関の指定に代表されるように、国ではなく都道府県が主体となって進められていますが……」と、国ではなく都道府県を名指ししている点も重要なポイントです。国立大学病院を所管しているのは、特定機能病院という意味では厚生労働省、大学設置の附属病院という意味では文部科学省ですが、コロナ病床の確保に当たって、これら国の所管官庁が主体的に動いていないことがうかがえます。国立大学病院が自主的に動かなくても、予算を握っている厚生労働省や文部科学省が積極的に指示を出して、もっと多くの患者を受け入れるように調整できたはずですが、それをしていないことにも根深い問題があります。

都道府県の立場に立つと、国が所管している病院に強い要請を出すことは、国と地方の力関係から考えて、遠慮しがちであることが容易に想像されます。国立大学病院は、「国と地方の役割分担の曖昧さ」という一種のエアポケットに落ちて、能力に見合う患者集約化をどちらからも指示されず、免れている状況だと考えられます。

国立病院・旧社保庁系病院のコロナ病床は5%

実は、同様の問題点は、厚生労働省が管轄する国立病院（国立病院機構、NHO）や旧社保庁系病院（地域医療機能推進機構、JCHO）にも当てはまります。医療問題に詳しい朝日新聞の松浦記者によれば、2021年7月末時点で、全国に140病院（約3万8000床）ある国立病院機構のコロナ病床は1854床、57病院（約1万4000床）ある地域医療機能推進機構のコロナ病床は816床と、それぞれ割合にして4・8%、5・7%に過ぎないということです。[4] 地域医療機能推進機構は、政府対策分科会の尾身茂会長が理事長を務める病院群ですから、このコロナ病床の少なさは驚きと言わざるをえません。

実は、国立病院機構と地域医療機能推進機構の設置根拠となっている法律（国立病院機構法と地域医療機能推進機構法）には、それぞれの条文の第21条に、「厚生労働大臣は、災害が発生し、若しくはまさに発生しようとしている事態又は公衆衛生上重大な危害が生じ、若しくは生じるおそれがある緊急の事態に対処するため必要があると認めるときは、機構に対し、（中略）必要な業務の実施を求めることができる」「機構は、厚生労働大臣から前項の規定による求めがあったときは、正当な理由がない限り、その求めに応じなければならない」と書かれています。

コロナ禍による医療崩壊の危機は、まさに「公衆衛生上重大な危害」であることは明らかです。本来は、厚生労働大臣が、少なくとも緊急事態宣言やまん延防止等重点措置をとっている感染拡大地域の各機構病院に対して、病床をもっと増やすように指示命令を出すべきですが、今に至るまで行われていません。このことを２０２１年8月20日の記者会見で正した松浦記者に対して、田村憲久厚生労働大臣は、「法律にのっとってというより、いまもお願いはしておりまして、病床は確保いただいております。無理やり何百床空けろと言っても、そこには患者も入っているので、転院をどうするという問題もあるので、言うには言えますが、実態はできないことを言っても仕方がない。極力迷惑をかけない中で最大限の病床を確保してまいりたい」と答えたそうです。[4] 法律があっても、厚生労働大臣が強い態度で指示命令を出さず、この程度の弱いお願いしかできないというのは、誠に情けない話です。病床確保に努力をしている都道府県に対しても、全く示しがつきません（２０２１年10月18日現在、厚生労働省はようやく法律に基づいた要請を出す方針であると報じられています。しかし、わずか６００床の拡大ですから、全く物足りないと言えます）。

欧米では大学病院に患者集約化

国立大学病院長会議の反論文に戻りましょう。②の「大学病院として、研究や教育などの方が重要だ」という点ですが、これはどの国でも事情は同じです。しかし、欧米では、むしろ大学病院が率先して、集中治療室（ＩＣＵ）や医療スタッフを増強し、コロナ患者を集中的に受け入れています。例えば、アメリカの医学系大学として有名なジョンズ・ホプキンス大学は、同時期に80人以上の重症者を受け入れており、ハーバード大学で

4　松浦新『コロナ病床５％』旧国立・社保庁１９７病院への疑問　法律あっても病床確保は厚労相のお願いベース」東洋経済オンライン（２０２１年８月23日）

も70人以上が重症者用の集中治療室（ＩＣＵ）に入っていました。また、ヨーロッパの医学系大学として著名なスウェーデンのカロリンスカ医科大学も、ＩＣＵ病床を１８０床と、これまでの5倍程度に増やしています。こうしたことは日本の大学病院でもできないわけがありません。むしろ、特定機能病院として、医療スタッフや設備、病床、予算に余裕のある大学病院であるからこそ、可能なことなのではないでしょうか。

最後に、③の「コロナ患者を受け入れると通常医療を縮小しなければならなくなるから、コロナ患者をあまり引き受けられない」と言っている点は、非常に重要なポイントです。確かに、大学病院といえども、持っている医療資源は限られていますから、大学病院でみている通常の入院患者や外来患者（もちろん、大学病院以外には提供できない高度先端医療を必要とする患者は除く）を、他の病院に転院させたり、紹介したりできなければ、コロナ患者を数多く受け入れることは物理的に不可能です。この点はもちろん、大学病院だけではなく、公立・公的病院や、民間の大病院についても当てはまります。

では、なぜ、他の病院に通常の患者を移す調整をしないのか、できないのか。ここに、医療崩壊の危機が起きる「主犯級の犯人」が隠れています。もちろん、この章でみたフル稼働できない大病院も犯人の一人ですが、もう一人重大な犯人が後ろにいるのです。次章で詳しく見てゆきましょう。

第六章　容疑者5：病院間の不連携・非協力体制

前章では、大病院へのコロナ患者の集約化が進まない原因として、大学病院や公立・公的病院、それらを所管する厚生労働省などの主体性の無さや、大病院であっても医療資源が不足している「はりぼて病院」があることを指摘しました。

ただ、原因はそれだけではありません。主犯級の容疑者がもう一人控えています。それは、我が国の「医療機関間の連携・協力関係が決定的に不足している」ということです。また、連携・協力関係が不足している背景には、そもそも大病院と中小病院の役割分担、あるいは病院と診療所の役割分担ですらはっきりしておらず、「医療機関の機能分化」が進んでいない現実があります。これらは、我が国の医療提供体制が長年抱えている構造的問題そのものであり、かなり根が深い問題です。

病院間の関係は「結婚」と似ている

大病院の病床は一般的に、通常の入院患者で埋まっているのが普通ですから、コロナ患者を数多く引き受けるためには、その患者たちを近隣の中小病院などに転院させる必要があります。また、大病院で受け入れていたコロナ重症者が軽快した場合にも、速やかに近隣の中小病院に転院ができ、大病院の重症病床の回転率を高められることが重要です。

逆に、中小病院が軽症者や中等症のコロナ患者を引き受ける場合にも、重症になれば大病院に速《すみ》やかに転院させられることが保証される必要があります。もし、重症になった患者を大病院に移せなければ、人員や設備の不足する中小病院は重症者を抱えて行き詰まってしまうからです。つまり、大病院への患者集約化、特に重症者の集約化を行うためには、近隣に多数ある中小病院との連携・協力が不可欠であると言えます。

このような病院間の関係を何かに例えるとするならば、それは「結婚」に似ているかもしれません。結婚をすると、パートナー同士が力を合わせることにより、独身時に比べて生活水準がグッと上昇します。同様に、大病院と中小病院も連携・協力し合い、より多くの患者を引き受け、全体としての生産性を引き上げることができるのです。

まず、結婚する前の独身者の生活を想像してみましょう。独身者は基本的に、生活に必要な全てのことを自分自身で行わなければなりません。仕事をしてお金を稼ぐことはもちろん、料理や掃除、洗濯、そして趣味などの余暇活動の全てを、自分1人で行います。その中には、不得意なこともあるでしょう。例えば、「私は、家事全般は不得意だけど、仕事が大好きで、バリバリお金を稼ぐことができる。また、車の運転が得意で、趣味のアウトドア活動が充実している」という独身者がいるとしましょう。一方、「私は、料理が得意で、洗濯や掃除も苦にならない。でも、仕事の収入はそれほどでもなく、車の免許は持っているけれど、長い間ペーパードライバーでいる」という独身者もいます。ここで両者が結婚すると、前者は仕事や車の運転、後者は家事にある程度、特化することができます。このことで、お互いに不得意であった部分を補うことができ、両者ともよりよい生活が可能となります。このことを、経済学では「比較優位」（を発揮する）と呼びます。

重点医療機関は未だ「独身」

比較優位は、大病院と中小病院の間にも存在します。大病院と中小病院も連携・協力し合うことで、大病院はコロナ患者の治療（もしくはコロナ重症者の治療）、中小病院は通常の患者の治療（もしくは、軽症・中等症のコロナ患者の治療）という得意分野に特化でき、全体として数多くの患者に対応できるようになるのです。今ある医療資源が簡単に増やせないという制約の中で、感染拡大期に数多くのコロナ患者に対処するには、大病院と中小病院が役割分担と連携・協力を行い、お互いの比較優位を発揮し合わなければなりません。

しかしながら、第1波や第2波ぐらいまでは、どこの病院がコロナ患者を受け入れているのかが明確ではなかったため、患者を搬送する救急現場が混乱し、比較優位どころの騒ぎではありませんでした。医療スタッフや設備が足りているかどうかではなく、とにかく受け入れてくれる病院に患者を運んでいたのが実態です。このため、中小病院に重症者が運ばれたり、大病院に軽症者や中等症患者が運ばれるということもありました。そこで、厚生労働省は2020年6月、各都道府県に対して、コロナ患者を受け入れる体制を持っている大病院を「重点医療機関」として指定するように指示し、ようやく交通整理ができるようになったのです。

もっとも、その重点医療機関の多くは、運ばれたコロナ重症患者が軽快し、完治するまで、自分の病院の中だけで自己完結的にみようとしました。この大病院の「自己完結主義（病院完結主義）」は、普段から周辺の中小病院、診療所と付き合っていないからでもありますが、もはや長年培ってきた「習性」と言うべきかもしれません。このため、コロナ患者を数多く受け入れるために、通常の入院患者を他の病院に転院させようという発想にはなかなかならなかったのです。第5波までを経験し、現在は大分マシになったとは言え、未だに多くの重点医療機関が「独身」のままでいます。これでは、感染拡大期にすぐに手一杯となり、医療逼迫を起こすことに何ら不思議はありません。

医療逼迫が起きるメカニズム

また、実は、医療機関間の連携・協力の不足自体が、医療逼迫を起こす直接的原因にもなります。具体的に、どのようなメカニズムで医療逼迫が起きるのでしょうか。一橋大学経済学研究科／国際・公共政策大学院の高久玲音准教授の説明が優れていますので、それに基づいて解説しておきましょう[1]。高久准教授によれば、コロナ患者の病院間の受け渡しを、「上り」と「下り」の概念に分けて考えることが重要ということです。すなわち、中小病院などに受け入れられた軽症者や中等症患者が重症化した場合、大病院に速やかに入院させられるのが「上り」、大病院の重症者が軽快した場合、速やかに中小病院等に転院させられるのが「下り」です（図表6－1）。

「上り」は重点医療機関に転院させることになるので、どの病院に運べば良いのか、地域ごとにある程度、よくわかっています。重点医療機関の大病院の病床が空いているかどうか、中小病院から問い合わせることもできますし、重症者の入院調整は、基本的に保健所が行うことになっています。感染拡大が進んで地域内の大病院がすべて満床となり、転院先が無いという状況にでもならない限り、中小病院にとって「上り」はそれほど負担で

図表６－１　病院間の上りと下り

〈上り〉

〈下り〉

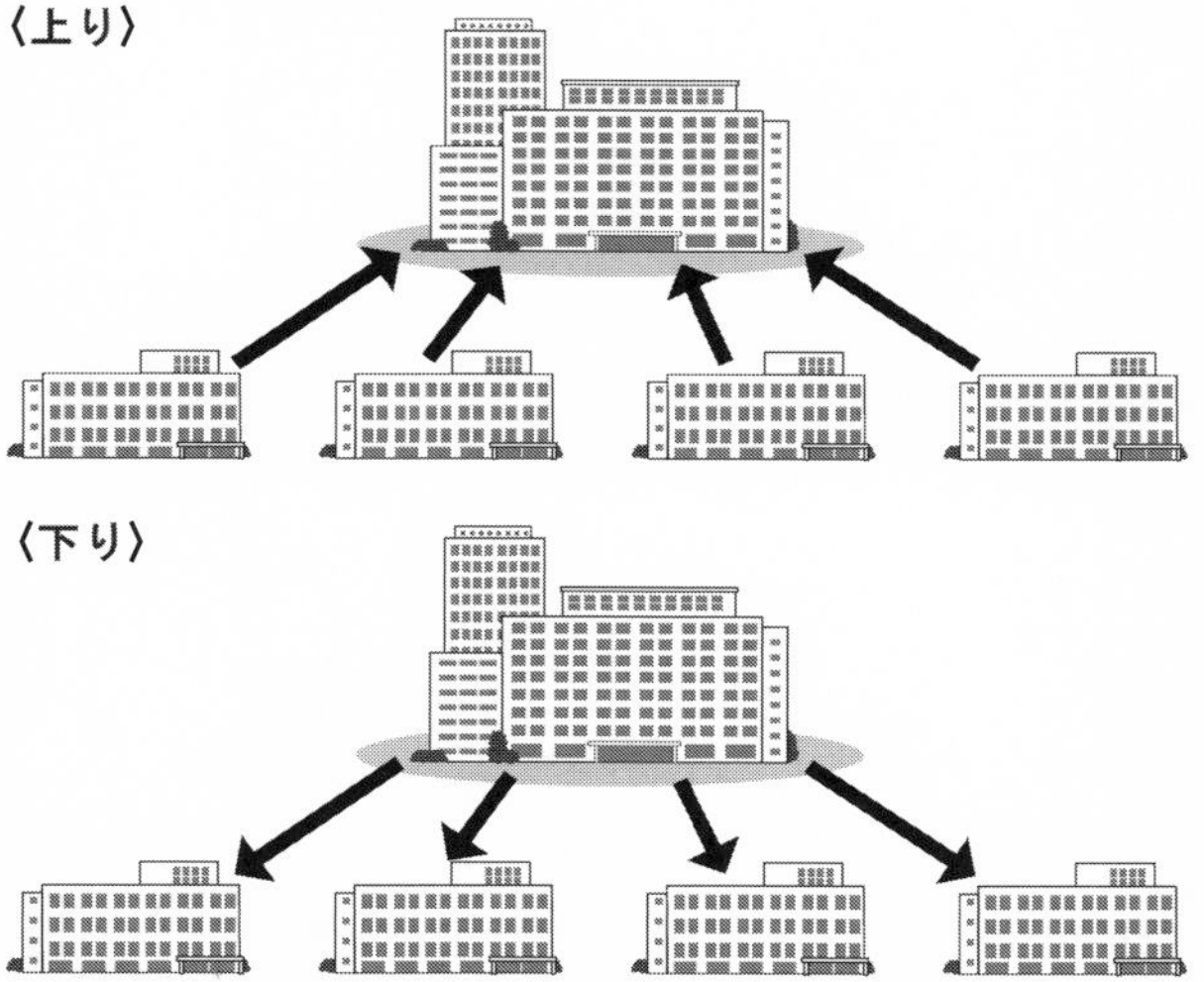

はありません。

これに対して、「下り」は、大病院にとって大きな負担です。重症者が軽快した後の転院調整は、基本的に保健所は行ってくれません。一部の都道府県や基礎自治体を除き、下りは病院同士が直接、やり取りして調整しているのが現状です。しかし、大病院は地域内に多数ある中小病院のどこに空き病床があるか、把握することは困難です。一般的に、１つずつ電話で連絡して空き病床を探さなければなりませんし、無理を言って病床を空けてもらうためには、日ごろの付き合いがものを言います。つまり、大病院から中小病院への下りは、上りとは比べ物にならなないほどハードルが高いのです。このため、軽快した重症者がその後も大病院にとどまり続ける事態が頻発します。せっかく中小病院の病床が空いていたとしても、そのまま放置されるという「ミスマッチ」が生じるのです。

コロナ患者がそれほど多くないうちはそれでも良いのですが、感染拡大期には、大病院の病床はすぐに満杯となり、そこで重症者の病床逼迫が起きます。すると、今度は中等症患者を受け入れている中小病院の方が、重症化しても大病院に移せないことを恐れるようになります。このため、たとえ病床が空いていたとしても、中小病院はコロナ患者の受け入れを拒否するようになるのです。結果として、医療提供体制全体が根詰まりを起こし、医療崩壊の危機が起きることになります。

2021年夏に起きた第5波では、まだ病床使用率がそれほど高くない段階から、救急搬送困難事案や自宅療養を強いられる入院待機者が急増する現象が起きました。入院を待っているうちに自宅で亡くなる方も続出しましたが、その背景には、おそらくこのような医療提供体制の根詰まりが起きていたのではないかと思われます。

保健所の業務崩壊

こうして起きる医療逼迫に拍車をかけたのが、保健所の業務崩壊です。感染拡大期には保健所が様々な業務を抱えて、多忙を極める状況となります。その結果、スムーズな入院調整が行えなくなり、「上り」にも根詰まりやミスマッチが生じてしまうのです。これも、広い意味で、医療提供体制の連携・協力不足が原因と言えるかもしれません。

既に述べたように、今回の新型コロナウイルスは、二類相当の指定感染症という非常に高いレベルの対応が必要な感染症に指定されたため、保健所に様々なコロナ関連の対応業務が集中し、特に都市部の保健所はパンク状態に追い込まれました。具体的に、保健所は、帰国者・接触者相談センターの設置のほか、ＰＣＲ検査（検査の可否判断と管理、当初は検体採取も）、感染者の行動調査、接触者の確認、健康観察、自粛要請、入院患者や自宅療養者の病状把握、医療機関間の連絡調整などの多岐にわたる業務を行っています。これだけでも、過労死が起きかねないほど忙しいのに、感染症法に基づいて入院調整も行わなければなりません。保健所のマンパワー不足が入院調整のボトルネックとなり、医療逼迫に拍車をかけることは初めから明らかだったと言えます。

現在は、自治体の他の部署から保健所に職員が補充されたり、人材派遣会社を利用したり、入院調整を行う専門家（医療機関間の橋渡しをする入院調整医師など）が協力するなどし

1　高久玲音「コロナが問う医療提供の課題」日経新聞やさしい経済学（２０２１年５月７日から19日）

て、状況はやや改善されています。また、2020年3月には、厚生労働省が保健所の入院調整業務などを補うための組織として、都道府県に「都道府県調整本部」を設置する指示を出しました。その中には、東京都のように機能し出した調整本部（東京都では「新型コロナ入院調整本部」と呼びます）もあります。東京都では、現在、保健所が管内で入院先を見つけられない場合、都の入院調整本部が広域的に入院先を探す仕組みとなっています。「上り」の入院調整（2021年1月からは、夜間入院調整窓口を設置して、夜間の調整業務にも対応）のみならず、「下り」の転院調整についても、一定程度の役割を担っています。すなわち、後述の都独自の情報システムを使って医療機関間の転院を支援しているほか、病院間での転院調整が困難なケースは、入院調整本部が調整を行っています。ただ、東京都などの一部の都道府県を除いては、形式的に作られているだけの調整本部も多く、全国的には、まだまだ保健所が中心となって入院調整を行っている事態に変わりはありません。

アナログ手法に頼る保健所

さらに、その保健所の入院調整業務を支える情報インフラの未整備状況も目に余るものがあります。ひと頃、新規感染者数の報告について、医療機関と保健所間の連絡がFAX

で行われていることが報じられ、「令和の時代にFAXかよ」と国民を驚かせたことがありました。実は保健所と医療機関間の空き病床確認や入院調整業務も、未だにほとんどの保健所が、電話などというアナログ手法で行っているのが現状です。

病床の空き状況を把握する仕組みとしては、厚生労働省が作成した医療機関等情報支援システム（G‐MIS）があり、厚生労働省はその利用を都道府県に推奨しています。しかし、ID発行済みの約8300病院のうち、平日でも報告があるのは約4000にとどまり、数日遅れの情報も少なくありません。リアルタイムで病床の空き状況が分からないため、おのずとアナログな手段に頼らざるを得ず、保健所職員が手当たり次第、病院に電話をかけているのです。これでは、広範にミスマッチが生じ、ただでさえ少ないコロナ病床が効率的に活用されません。G‐MISがこの体たらくであるため、東京都では利用を諦め、もともと介護分野を中心に使っていた「多職種連携ポータルサイト」の転院支援システムという都独自の情報システムを活用しています。また、都以外の自治体の中には、地域内の病院同士がクラウド上のエクセルシート等を共有し、お互いの空き病床をリアルタイムでチェックできるようにしているところもあります。

保健所の入院調整が機能不全に陥っているときには、このエクセルシートで空き病床を確認し、医療機関同士が直接、転院の調整をしています。また、お互いの状況を見える化することによって、各病院が「自分のところだけがコロナ患者をたくさん引き受けさせられているのではないか？」と、お互いに疑心暗鬼になることを防いでいます。ただ、まだまだ、そのような努力ができている自治体は少数です。

厚生労働省の対策パッケージ

ところで、こうした医療機関の連携・協力の不足、入院調整・転院調整のミスマッチという問題に対して、厚生労働省はどのような対策を考え、実施しているのでしょうか。

実は、厚生労働省は2020年12月末に、「感染拡大に伴う入院患者増加に対応するための医療提供体制確保について」と題する事務連絡を行い、都道府県に対して、しっかりと地域内において医療機関の役割分担を図り、連携・協力関係を推進するように指示しています。図表6-2は、厚生労働省が作った概念図ですが、なかなかよくできています。

そして、その実現のために、「感染拡大に伴う入院患者増加に対応するための医療提供体制パッケージ」として、①第三章で説明した重症者用病床1床につき最大1950万円、（軽快後の病床など）重症以外の病床でも最大900万円の補助（さらなる病床確保のための新型コロナ患者の入院受入医療機関への緊急支援）や、②コロナ受け入れ病院が派遣看護師を

図表６－２　厚生労働省による地域医療機関の役割分担と連携・協力の概念図

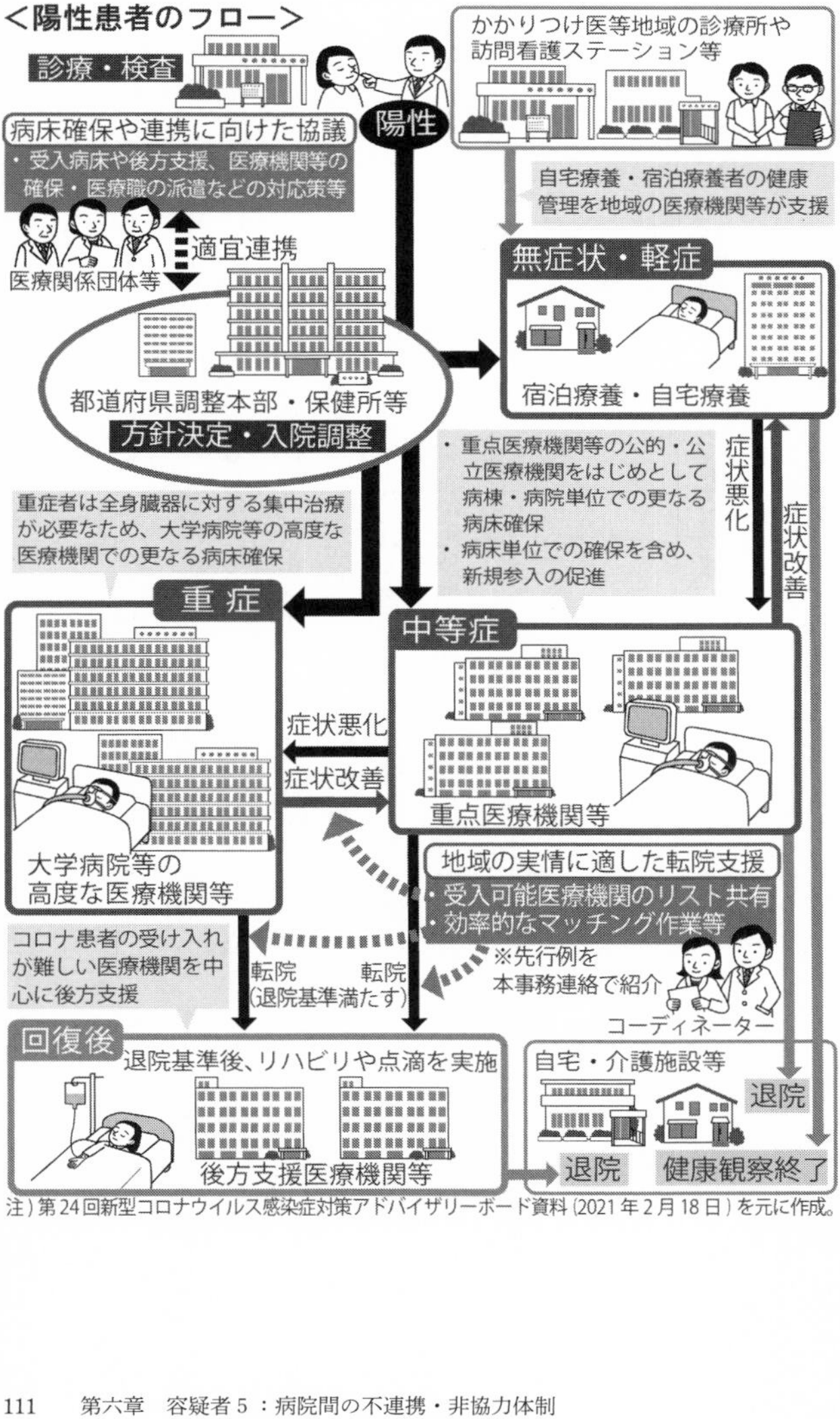

注）第24回新型コロナウイルス感染症対策アドバイザリーボード資料（2021年２月18日）を元に作成。

補充した場合の補助、③軽快後のコロナ患者を受け入れる場合の診療報酬引き上げなどに、予算を付けています。

また、入院調整についても、既に述べたように、都道府県に「都道府県調整本部」を設置するよう指示し、医療機関等情報支援システム（G‐MIS）の活用を推奨しています。

さらに、転院調整に関しても、2021年2月以降、軽快した重症者の転院先確保に関して、都道府県にいくつかの指示を出しています。その主なものを挙げると、①転院先となる中小病院（後方支援医療機関）のリスト作成、②厚生労働省の医療機関等情報支援システム（G‐MIS）を活用した中小病院の空き病床把握と転院マッチングの検討、③地域内にある様々な医療機関間の会議体（地域医療構想調整会議、都道府県医師会、都道府県病院団体及び支部による協議会）を使った、中小病院の空き病床把握と転院マッチングの検討などです。もちろん、これらにかかる費用についても国の予算を用意し、都道府県の求めに応じて支出できるとしています。

全ての施策が「都道府県への丸投げ」

したがって、厚生労働省は決して何もしていないというわけではありません。G‐

MIS や HER-SYS（新型コロナウイルス感染者等情報把握・管理支援システム）が現場で役に立たないという問題はありますが、大筋としては正しい方針を示していると言えます。

ただし、一番の問題は、全ての施策が「都道府県への丸投げ」になっていることです。施策を支える予算も、そのほとんどが、都道府県が請求してきたら支払うという「待ちの姿勢」です。これでは、せっかく示した施策が実行される保証はありません。

都道府県側の立場からみると、厚生労働省は口先だけの指示を出すのみで、一番難しい「実行」の部分で何も手助けしていません。だいたい、都道府県だって、現状の問題点やこれらの施策の重要性は百も承知なわけで、問題はどうやるかということなのです。また、実際に施策を実施するのは、都道府県ではなく、基礎自治体です。都道府県が動いても、基礎自治体がついてくるとは限りません（逆もしかり）。厚生労働省による「安全地帯」からの指示だけでは、最前線の現場ではあまり役に立ちません。

しかも、医療機関間の役割分担（機能分化）と連携・協力推進というテーマは、コロナ禍が始まる前から、ずっと課題とされてきたものです。まさに厚生労働省自身が、長年取り組んできた課題ですが、一向に進めることができなかったのが実態です。都道府県に図表6-2の絵を見せてちょっと指示するだけで、一朝一夕に進む問題ではないことは、厚生労働省自身が一番よく分かっているのではないでしょうか。もし、医療崩壊の危機という国難を解決する気があるならば、厚生労働省も最前線の現場に出て、都道府県や基礎自治体と一緒になって、医療機関間の合意形成や利害調整に汗をかき、一丸となって「実行」に取り組む必要があります。少なくとも、現場の声をきちんと聞いてから、実際に現場が動きやすい施策をつくるべきです。

日本の自由すぎるフリーアクセス

ところで、そもそもの問題として、我が国の医療機関はなぜ、普段から役割分担や連携・協力関係が希薄なのでしょうか。その原因は、我が国独特の「フリーアクセス」の医療提供体制にあると考えられます。

フリーアクセスとは、患者がどこの医療機関に行ってもよいということです。例えば、皆さんが、「今日は体調が悪いな」と思った時、近くの診療所に行ってもよいし、中小病院に行ってもよいし、大病院に行っても全く問題ありません。多少、初診料が高くなることを覚悟すれば、いきなり大学病院に行っても誰も文句は言いません。我々日本人にとって、このフリーアクセスは空気のように当たり前の制度ですが、実は諸外国では当然のことではありません。最初にどの医療機関に行くか、全く制限がないというのは、むしろ珍しい部類に入るかもしれません。

しかし、患者がどの医療機関に行ってもよいということは、医療機関側から見れば、お互いが皆、「商売敵」であるということです。大病院、中小病院、診療所は、お互いに患者を奪い合い、競争し合う関係にあるのです。このため、我が国はもともと医療機関間の連携・協力関係が進みにくい制度であると言えます。商売敵ですから、連携・協力し合うという発想に乏しく、自分の医療機関内で患者が回復するまで治療を行う「自己完結型（病院完結型）」の医療を目指すことになるのです。

この点、イギリスやデンマーク、オランダなどの「かかりつけ医」制度が発達している国々では全く状況が異なります。体調が悪いと思った場合に、患者はまず、「ゲートキーパー」、もしくは「GP（General Practitioner）」と呼ばれる「かかりつけ医」に、原則として行かなければならない制度となっています。病院にいきなり行っても、基本的には診療が認められません。かかりつけ医が自分では手に負えない病気であると診断して初めて、紹介状を持って病院に行くことになります。

病院も、例えばイギリスの場合には、二次医療として専門的医療・精神疾患ケア・救急救命などを提供する通常の病院と、三次医療として、もっと高度な医療を担う大学病院等に機能分化が進んでいます。つまり、診療所（かかりつけ医）と各病院、そして各病院間の役割分担が異なるため、普段から地域内で協力・連携し合う関係が成立しているのです。これは、必ずしもかかりつけ医に最初に行くことが義務付けられていないフランスやドイツのかかりつけ医制度（家庭医制度）でも同様です。

我が国の場合、かかりつけ医制度や、医療機関間の機能分化と連携・協力の必要性が叫ばれて久しい状況ですが、なかなか進まない背景には、この自由すぎるフリーアクセスの問題があると考えられます。かかりつけ医制度や病院の機能分化を進めたいのであれば、医療機関が互いに商売敵にならないように、ヨーロッパの国々のようなアクセスコントロール（どの医療機関にかかれるかの制限）をある程度、導入する必要があると思われます。もっとも、これは日本医師会などの業界団体が断固として反対しているので、簡単に進められる問題ではありません。

ただし、現在はコロナ禍という非常事態です。少なくともこの非常事態の間だけは、普段の商売敵という関係を一旦横に置いて、医療機関間の役割分担や連携・協力を進めてもらいたいものです。その中で、日本医師会が果たすべき役割は大きいはずです。緊急事態宣言しか提言できない日本医師会のままではこの先の医療政策をリードすることが難しくなるのではないでしょうか。いずれにせよ、本章で説明した「医療機関間の連携協力不足」こそが、医療崩壊の危機を起こす主犯級の犯人と言えます。

第七章　容疑者6：「地域医療構想」の呪縛

この章の容疑者である「地域医療構想」のことをよく知っているという読者は、医療関係者でもない限り、おそらくあまりいらっしゃらないのではないかと思います。地域医療構想という名前すら、一度も聞いたことがないという人が大半でしょう。

地域医療構想とは、厚生労働省が2014年度から進めている「(機能別の)病床管理制度」のことで、ごく簡単に言うと、病院の急性期病床を減らして、回復期病床などに転換し、全体としても病床数を減らしてゆこうとするものです。これは中長期的にみれば必要な政策と言えますが、コロナ禍においては、やや裏目に出た可能性があります。地域医療構想が進行している最中に、今回のコロナ禍が起きたことは、不幸なタイミングだったと言わざるをえません。後述のように、地域医療構想は、良くも悪くも医療崩壊の危機を起こすほどの直接的インパクトはなかったと思いますが、医療逼迫に間接的に影響した可能性があります。

強大な民間医療の政治力

地域医療構想のことを詳しく論ずる前に、そもそも地域医療構想という政策がなぜ、必要となったのか、その歴史的な経緯について説明しておきましょう。

既に第三〜四章において、我が国の医療提供体制の大きな特徴である①民間依存（病院の8割が民間病院）と、②中小・零細病院の多さ（200床未満の病院が7割）が、どのように形成されてきたのかをみました。すなわち、①戦後、壊滅的な状態となった我が国の医療提供体制を立て直すために、財政難という背景もあり、民間の力に頼って病院数を増やしてきたこと、そして、②そうした民間病院はもともと開業医が規模を拡大して病院になった場合が多く、一国一城の主として家業化しているため、いまだに小規模の病院が多いということを説明しました。1970年には、病院数は約8000とほぼ現在の水準に達し、病床数も100万床を超えて、既に他の先進国並みになったのです。

しかしながら、問題はここに至る過程で、診療所や民間病院など、民間医療機関の政治力が強大なものになってしまったということです。端的に言えば、日本医師会などの業界団体が、国の医療政策を左右するほどの存在となってしまいました。1970年代初頭まで、診療報酬改定などを巡って、国会内外で激しい実力行使が行われたことを、まだご記憶の方もいらっしゃるかもしれません。1961年の全国一斉休診運動や、1971年の保険医総辞退（保険医がいなくなると、国民は医療保険が使えなくなるので困る）という一種のストライキが起きたことはあまりにも有名です。これを主導していたのが、「ケンカ太郎」と呼ばれた武見太郎日本医師会会長で、その日本医師会の強大な政治力の前に、医療政策に関するいかなる正論も沈黙せざるをえない時代が続きました。前章で説明した「自由すぎるフリーアクセス」という医療提供体制の特徴も、この時代に日本医師会が掲げていた「自由開業医制」、「プロフェッショナル・フリーダム」という運動によって形作られたものです。

世界一の病床大国となった理由

そして、1970年以降も、世界水準を超えて病床数が野放図に増え続けた結果、我が国は「世界一の病床大国」となったのです。これは、決して政策的に世界一を目指していたわけではなく、民間病院や有床診療所の力をコントロールできずに病床増を放置しつづけた結果、単にそうなったということに過ぎません。我が国の診療報酬は、入院しないと請求できない診療行為や投薬が多く、また、何ら治療が行われなくても、ただ患者が病床にいるだけで請求できる報酬部分が大きいという特徴があります。これは、民間病院にとって、病床を増やせば増やすほど収益が増えることを意味しますから、放っておけば、いくらでも病床を増やそうとするのです。

しかし、この無計画な病床増は、医療提供体制にとって負の側面があります。第二章で説明したように、医師数、特に勤務医数がそれほど増やせない中では、1床当たりの医療スタッフ数が少なくなり、結局、「低密度医療」と呼ばれる質の低い医療に陥ってしまいます。この低密度医療は、我が国の突出した病床数と裏表の関係で、我が国の医療提供体制の大きな特徴と言えます。

ここに至って、さすがの厚生労働省も危機感を抱き、ようやく1985年の第1次医療法改正で、「病床規制」を導入しました。すなわち、二次医療圏という区域（市町村よりもやや大きい程度の地域）ごとに、必要とする病床の上限（基準病床数）を設けて、それ以上の病床増を認めないことにしたのです。基準病床数は、5年に1度、都道府県が作る医療計画によって定められます。公的病院の病床規制導入は1962年でしたから、1985年までかかったというのは、いささか遅きに失した感があります。また、医療法の改正から施行までの間に、「駆け込み増床」が相次いでしまう問題も起きました。ただ、医療界の猛烈な反対を押し切って、この時点でさらなる病床増を食い止めたことについては、厚生労働省（当時は厚生省）に一定の功績があったと素直に認めるべきでしょう。

「なんちゃって急性期病床」の急増

しかしながら、話はここで終わりではありません。その後、厚生労働省は再び、この病床政策に関して手痛い失敗を犯します。いわゆる「なんちゃって急性期（病床）」――つまり、急性期の高度医療を担うと自称しながら、実態は高齢者の社会的入院の受け皿になっているような病院の急性期病床を大量に増やしてしまったのです。

具体的には、2006年度の診療報酬改定において、患者7人に対して看護師1人を配する急性期病床（7対1病床）に、1日当たり1万5660円という高い診療報酬を設定してしまいました。この1万5660円という診療報酬は、手術や投薬という入院治療に対するものではなく、ただ単に病院のベッドに患者がいるだけで発生する報酬です。一種の宿泊代金のようなものですが、1万5660円ですから、まさに高級ホテル並みと言えます。看護師数をそろえて急性期病床だと名乗りさえすれば、基本的にこの高い報酬を享受できるのですから、大変おいしい話です。これまで急性期病床をあまり持っていなかった中小病院ですら、我も我もと急性期病床に転換し出すのは、火を見るよりも明らかでした。

図表７－１　歪んだ機能別病床の姿

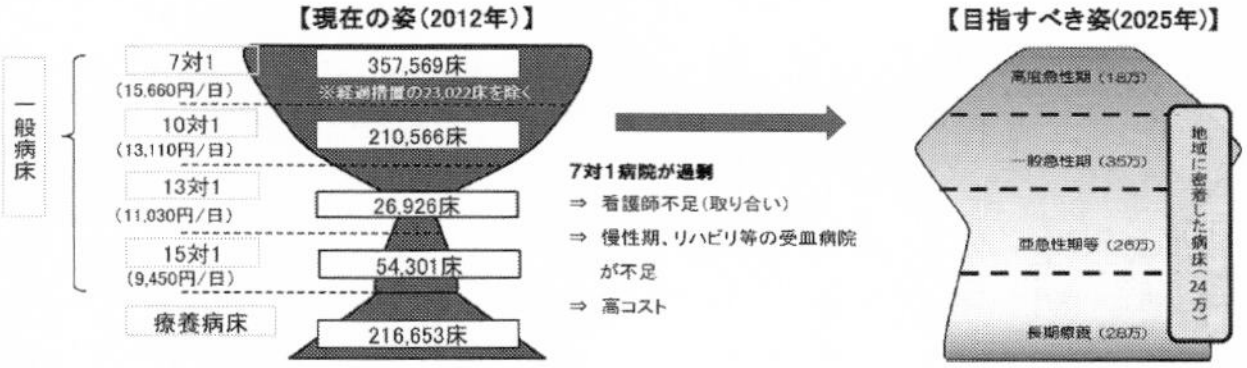

注）厚生労働省「次期診療報酬改定における社会保障・税一体改革関連の基本的な考え方」社会保障審議会　医療保険部会・医療部会資料（2013年9月6日）より。

その結果、厚生労働省の想定を遥かに超えて、日本全国で爆発的な急性期病床の増加が起きてしまいました。当初の約4万床から、２０１２年にはとうとう36万床近くまで達しています。図表７－１の左のワイングラスのような図（これは厚生労働省自身が作った図です）を見ても明らかなように、我が国の医療提供体制は非常に歪《いびつ》な姿になってしまったのです。

厚生労働省の5つの失敗

第一章で説明したように、急性期病床とは、病気を発症して間もない時期で、患者の容態が急速に悪化する「急性期」に、集中的な医療を提供するための病床です。その中で、集中治療室（ＩＣＵ）やハイケアユニットなど、特に高度な医療を行うための病床を「高度急性期病床」と呼びます。いくらなんでも、急性期病床ばっかりがこれほど必要となるはずがありません。厚生労働省が急性期病床の診療報酬を引き上げた背景には、低密度医療の問題を改善し、きちんと質の高い急性期医療が行える医療提供体制を作りたいという意識があったと思われます。確かにその方向性は正しいのですが、それを実現するためにとった政策的手段が間違っていました。

厚生労働省が犯した失敗はいくつかありますが、第1に、看護師の配置数を多くすれば、基本的に急性期病床と名乗れる仕組みにしてしまったことです。確かに看護師数も重要ですが、より重要なのは高度医療を担うための医師数やＩＣＵ等の設備であり、そこを妥協すべきではありませんでした。

第2に、大事なことは事前の医療資源の準備だけではなく、事後的に、きちんと急性期の患者を受け入れているかどうか、実績を見ることです。実績として社会的入院ばかりで急性期の患者があまりいないことが分かったならば、その病院の急性期病床を取り消すぐらいの覚悟を持つべきでした（ちなみに、後述の2014年の診療報酬改定で、やや算定要件が厳しくなりましたが、まだ、社会的入院が多く残る甘さが残っています）。

第3に、急性期病床が多い地域も、少ない地域も、一律に同じ料金設定にしてしまったことです。これは厚生労働省の過ちというよりは、現在の診療報酬制度の問題ですが、全国一律の報酬では、地域ごとにメリハリがつけられません。このため、急性期病床が十分足りている地域でも、さらに急性期病床が増えて、偏在の問題がより深刻となったのです。

第4に、急性期病床を大病院に集約化するという概念がなかったことです。今回のコロナ禍でもそうですが、やはり、質の高い急性期医療の提供を目指すのであれば、医療資源がきちんと整っている大病院に急性期病床を集約化して、中小病院はその後方支援に当たるような役割分担（機能分化）が必要です。しかし、結果として起きたことはむしろ逆で、中小病院の急性期病床が急増し、せっかくの医療資源が中小病院に「分散化」してしまいました。

第5に、これが一番の問題ですが、政策の失敗が明らかになった後でも、なかなかこの高い診療報酬を変更できず、結局、2014年の診療報酬改定まで、8年間もこの状態を放置したことです。これだけの時間があれば、日本の医療提供体制がワイングラスのように歪むのは当然と言えます。

過去の医療失策のツケ

ただ、これも厚生労働省自身の過ちというよりは、診療報酬制度とそれを決める中医協

（中央社会保険医療協議会）の仕組みの問題と言えます。第二章で説明したように、診療報酬を実質的に最終決定しているのは中医協です。その中の有力な委員となっている日本医師会などの業界団体にとって、この急性期病床の高い診療報酬は、言わば「既得権」です。その恩恵が全国津々浦々の中小病院に行き渡るまで、診療報酬引き下げに反対するのは、彼らにとっては当然の行動と言えます。厚生労働省も、あまりの急性期病床の増加を目の当たりにして、すぐに診療報酬を上げすぎたことに気づいたでしょうが、もはや後の祭りでした。一度走り出した暴走列車を止めることは、並大抵の努力ではできませんし、長い時間がかかります。結局、厚生労働省が診療報酬制度という手段を使って、我が国の医療提供体制を変えようとしたのが、そもそもの間違いだったと言わざるをえません。

いずれにせよ、この厚生労働省の失策のおかげで、「なんちゃって急性期（病床）」が増え、医療資源が分散化されてしまったことが、コロナ禍における医療逼迫の一因となっています。それだけではなく、民間病院の多さ、中小病院の多さ、自由すぎるフリーアクセスのせいで医療機関間の機能分化や連携・協力が進まないことなど、コロナ禍で医療逼迫を起こしている原因はほぼ全て、過去の医療政策の失敗に起因しています。コロナ禍の中で、我々はそのレガシーコスト（歴史的負債）の大きさに改めて気づかされ、歪んだ医療提供体制を正さず、放置してきたツケを支払わされているのです。

病床規制で修正を目指す

さて、前置きがずいぶん長くなりましたが、地域医療構想の話に移りましょう。ハッキリ言えば、このワイングラスのように歪んでしまった医療提供体制を何とか元に戻したい、もっとハッキリ言えば、急性期病床の名に値しない中小病院の「なんちゃって急性期(病床)」を減らしたいというのが、(筆者の理解では)地域医療構想の本当の目的です。本来、一番手っ取り早い方法は、引き上げた診療報酬を元に戻すことですが、もはや既得権益化してしまっているので、中医協で是正の議論を進めることは困難です。実際、2014年の診療報酬改定でも、急性期病床の診療報酬自体を下げることはなかなか難しく、長期入院に限って診療報酬を引き下げたり、診療報酬の算定要件をやや厳しくする程度の修正が行われたに過ぎません。

そこで、診療報酬を元に戻すことを諦め、新たに病床規制を工夫することで、急性期病床を減らす方針にしたというのが、事の真相だと思います。価格規制が機能しないのであれば、数量規制を行おうという発想自体は悪くありません。厚生労働省は、早速、診療報

図表7－2　2015年度の機能別病床数と2025年度の目指すべき姿

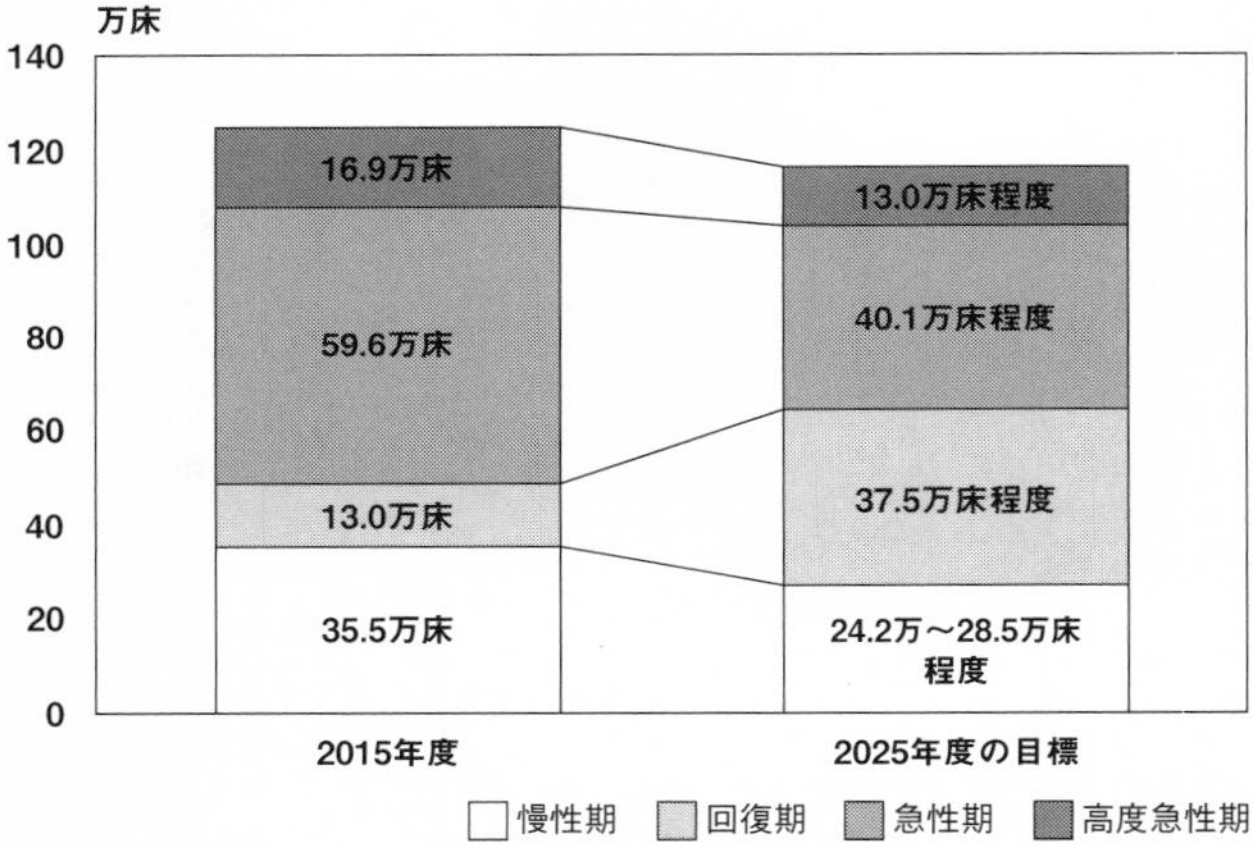

注）2015年度は厚生労働省「病床機能報告」、2025年の目標値は内閣官房情報調査会資料（2015年6月15日）による。

酬改定と同じ年（2014年）に、医療介護総合確保推進法という法律を成立させ、地域医療構想に着手しました。

既に述べたように、1985年の医療法改正によって、地域ごとの全病床数（総数）には規制が入りましたが、高度急性期病床、急性期病床、回復期病床、慢性期病床といった機能別病床の内訳までは制限されていませんでした。ちなみに、回復期病床とは急性期の医療が終わり、リハビリなどが必要な患者のケアを行う病床、慢性期病床とはさらに長期的なケアが必要な主に高齢者のための病床です。今度はこの機能別病床に対しても実質的な規制を設けて、何とか歪んだワイングラスを是正してゆこうという訳です。

以上は本音の議論ですが、もちろん、地域医療構想には、「病床数や機能別病床数の地域偏在を解消し、2025年の人口構成に合わせた医療提供体制に調整するため」というもっともらしい大義名分が付与されています。たった10年ほどでどれほど人口構成が変わるのだという気もしますが、123ページの図表7−1の右にあるようなヤクルト型の機能別病床を目指すことになっています。このヤクルト型は単なるイメージですが、政府は地域医療構想を始めるにあたって、2025年の機能別病床数の目標値を示しています。図表7−2の右側がそれですが、2015年の状況と比べて、かなり大幅な変更が必要であることが分かります。

会議は踊る、されど進まず

問題はどのような政策的手段でこの目標値を達成するかです。地域医療構想は、具体的に、下記のようなプロセスで進められることになりました。

① 各病院が現在の機能別病床の内訳や将来計画を都道府県に報告し（病床機能報告制度）、

② 都道府県はそのデータ等を活用して2025年の区域（地域）ごとの機能別病床目標数を策定する（地域医療構想）。

③ その後、各地域の医療関係者や行政関係者、有識者等から構成される調整会議（地域医療構想調整会議）を設け、

④ 現状をその目標数に収れんさせてゆくための調整作業を行う。

現在、既に④の段階まで進んでいますが、その進展状況ははかばかしくありません。その理由は、調整会議が区域ごとの目標数に向けて病床再編を行うための手段を、もっぱら関係者同士の話し合いにゆだねているからです。パイが拡大してゆく時代ならともかく、縮みゆく時代の合意形成・利害調整を話し合いだけで行おうというのはあまりに非現実的です。もちろん、急性期病床を回復期病床に転換する際には、改築・改修費程度の補助金が出る仕組み（地域医療介護総合確保基金）がありますが、動機づけとしては弱く、十分ではありません。このため、各調整会議の議論は紛糾あるいは停滞し、なかなか厚生労働省が期待するようには進んでいません。

図表7－3の左から4つの棒グラフは、2015年度から2018年度までの間に、機

図表7－3　機能別病床数の推移と2025年度の見込み

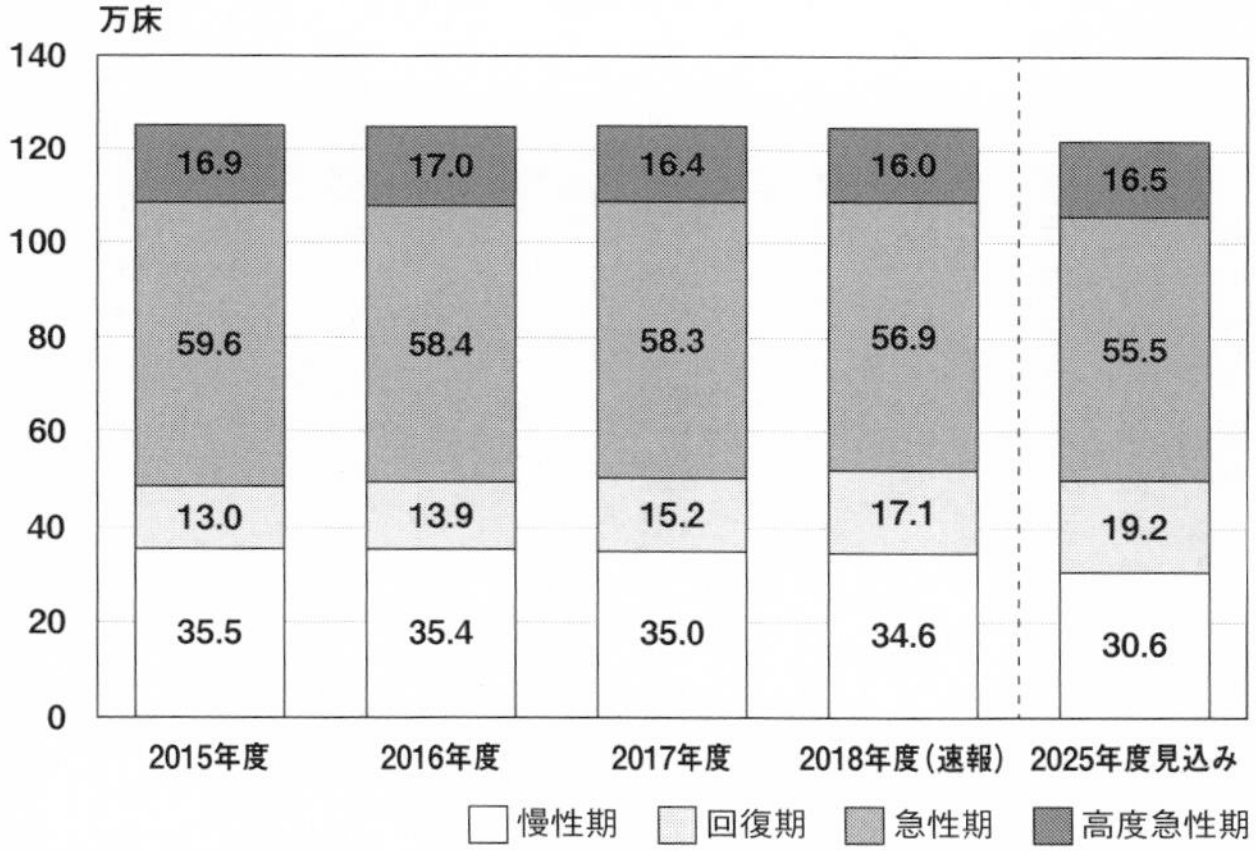

注）各年度の数字は厚生労働省「病床機能報告」、2025年度見込みは2018年度の病床機能報告より。

能別病床数がどのように変化したのかを示しています。よく見ると、高度急性期病床、急性期病床が減少し（それぞれ、約1万床、約3万床減少）、回復期病床に置き換わっているのですが（約4万床増加）、全体としてはあまり変わっていないように見えます。また、一番右側の棒グラフは、2018年度に各病院から示された2025年度の機能別病床見込み数を集計した結果ですが、これも現状とそう大きな違いはありません。このままでは、128ページの図表7－2の右側の政府目標を達成することは、非常に難しいと言わざるをえません。

さらに大きな問題は、急性期病床を

減らすことを関係者間の調整会議に任せていては、「なんちゃって急性期（病床）」だけを削減する訳にはいかず、本来必要な大病院の急性期病床も減らされてしまう可能性が高いことです。このような会議の結論は、しばしば皆で少しずつ痛みを分け合いましょうということになりがちだからです。ましてや、中小病院だけが急性期病床を減らし、大病院の急性期病床をむしろ増やして集約化を進めましょうという議論になることは、現状ではほとんど想像できません。つまり、増やした病床を減らせば、元に戻るという訳ではないのです。「覆水盆に返らず」です。

地域医療構想は医療逼迫の原因か

このようにうまく進んでいない地域医療構想ですが、現在のコロナ禍においては、むしろ急性期病床がそれほど減らされていなかったことが幸いしたと言えるかもしれません。「なんちゃって急性期（病床）」として、役に立たない急性期病床が多く含まれているとは言え、やはり、コロナ患者の受け皿になりえるのは急性期病床です。看護師の少ない回復期病床に転換されてしまっていては、コロナ入院病床として使うことは困難です。

もっとも、既に見たように、高度急性期病床、急性期病床は減らされてきてはいますから、その意味において、地域医療構想がコロナ禍の医療逼迫に全く関係がなかったとは言えないでしょう。仮に地域医療構想が順調に進み、急性期病床がもっと早く削減されていれば、今回の医療逼迫はさらに深刻であった可能性があります。

しかし、政府関係者の中には、地域医療構想とコロナ禍の医療逼迫の関係を認めないばかりか、むしろコロナ禍の医療逼迫を防ぐために、地域医療構想をさらに進めるべきだなどと主張している人々がいます。例えば、地域医療構想は2025年の人口構成に合わせた機能別病床を実現する計画なので、東京都のように人口構成が若く、まだ人口が増えている地域では、将来に向けて急性期病床をはじめとする病床数を増やそうとしていた。だから、問題はなかったというような主張をよく聞きます。

しかし、これは事実に反します。例えば、東京都の病床報告をみると、2015年度の時点で2万3427床あった高度急性期病床は2019年度には2万3543床とほぼ変わらない一方、急性期病床は4万8327床から4万4913床へと7％ほど削減されています。また、2019年度に各病院が計画した2025年度の見込み数も、高度急性期病床が2万1728床、急性期病床が3万8863床となっており、両方ともかなり削減（2019年対比でそれぞれ7・7％、13・5％減）される予定です。

実は筆者は何年か前に、東京都福祉保健局のある幹部に、この件でヒアリングをしたことがあります。東京都はむしろ急性期病床を増やすべきではないかという筆者の疑問に対して、その幹部の回答は、「一度増やした急性期病床を減らすことは政治的に容易ではないため、２０２５年以降のことを考えて、高度急性期病床、急性期病床を少なくとも増やすつもりはない。減らす方向で調整している」というものでした。これが、都官僚としては自然な発想だと思います。つまり、たとえ東京都といえども、地域医療構想の急性期病床削減は進んでいるのであり、コロナ禍の医療逼迫に地域医療構想が影響していた可能性はあるのです。

公立・公的病院改革も裏目に出てしまった

地域医療構想が医療逼迫に与えた影響として、もう一つ無視できないのが、厚生労働省が公立・公的病院の病床調整を先行させていることです。公立・公的病院は行政が差配しやすいので、民間病院の前に、まずは公立・公的病院をターゲットにして改革を進める行政手法はままあることです。現に１９８５年の病床規制も、その前に公立・公的病院の病床規制を先行実施しました。

地域医療構想についても、公立・公的病院は民間病院よりも早く、「新公立病院改革プラン」「公的医療機関等2025プラン」を策定することが求められていました。これらの目的は、「民間医療機関との役割分担などを踏まえて、公立・公的病院でなければ担えない分野へ重点化すること」などとされていますが、簡単に言えば、公立・公的病院の合理化計画、統合・再編計画のことです。これも、中長期的には必ずしも間違った方針であるとは言えませんが、やはり現在のコロナ禍の中では、完全に裏目に出た政策と言えるでしょう。実際、例えば特定機能病院のような高度医療を集約化すべき病院であっても、2017年度から2018年度にかけ、高度急性期病床を合計で1930床[1]も減らしてしまっています。これは、コロナ禍における医療逼迫に少なからず影響した可能性があります。

それでもまだ進捗状況に不満だった厚生労働省は、2019年9月に同省の「地域医療構想に関するワーキンググループ」において、統合・再編が必要と考える424の公立・公的病院を実名公表し、各地域の調整会議に発破をかけようとしました。そして、その計画策定の期限を2020年3月に設定していましたが、まさにそのタイミングで、今回のコロナ禍がやってきたため、期限は当分の間延期されています。その後、コロナ患者

1　厚生労働省「平成30年度（2018年度）病床機能報告の結果について」（第21回地域医療構想に関するWG資料）の特定機能病院の数値を筆者集計。

の受け入れについて、公立・公的病院が中心的な役割を担ったことは、既にみた通りです。統合・再編計画を進めてきた厚生労働省や都道府県は、さぞばつが悪かったことでしょう。

いずれにせよ、今回のコロナ禍で、非常時における公立・公的病院の役割の大きさが改めて見直される結果となりました。その意味で、地域医療構想の統合・再編計画についても、一旦白紙にして、見直さざるをえないものと思います。また、地域医療構想自体についても、地域内の急性期病床の総数削減を目指すのではなく、大病院への医療資源集約化がきちんと担保されるように工夫するなど、やはり、一旦立ち止まって何らかの修正を図るべきと考えられます。

さて、結局のところ、地域医療構想は、医療崩壊の危機を生じさせた犯人と言えるのでしょうか。「微罪」ではありますが、犯人である可能性は否定できないと思います。

第八章　容疑者7：政府のガバナンス不足

いよいよ最後の容疑者の登場です。本当はアッと驚く意外な「ラスボス（最強の黒幕）」が現れてくれると盛り上がるのですが、残念ながら、7人目の容疑者は「政府のガバナンス問題」です。おそらく多くの読者が想像していた通りの「本命」の容疑者で、あまりにも当たり前すぎるのですが、事実ですから仕方がありません。

実際、医療崩壊の危機を招いたこと以外にも、政府のコロナ対策を巡る様々な失敗、不手際、頼りなさ、ドタバタ感、泥縄感の背景には、常にこの政府のガバナンス問題がつきまとっています。具体的に、政府のガバナンスが機能しないとは、①誰が司令塔になっているのかが分からず（それどころか、誰がどこで何を決めているのか不明）、②官邸および官庁間の役割分担、国と地方の役割分担が曖昧で、③権限や責任、指示系統が明確ではないので、民間を含めた現場組織がうまく動けず、④現場組織同士の連携・協力関係もうまくかみ合わないということです。

災害に備えていない災害対策本部

これは例えて言うならば、大混乱している災害現場のようなものです。コロナ禍という大災害が起きているのに、災害対策本部が右往左往して司令塔として機能せず、しっかりとした指示が下りて来ないので、人命救助や捜索、被害者支援、災害復旧などにあたる各現場が効率的に動けず、災害ボランティアとも連動しないで、それぞれが勝手に動いてカオスになっているイメージです。まさに、「災害に備えていなかった行政組織」そのもので、その混乱状況が生み出した「二次災害」の一つが、医療逼迫、医療崩壊の危機だったと考えられます。

一般的に、政府のガバナンス問題は、①政府内（官邸および各中央官庁間）の関係、②国と地方の関係（中央官庁と都道府県、基礎自治体）、③地方と地方の関係、④公的部門と民間部門の関係の4つに分けることができます。このうち、①の政府内のガバナンス問題については、筆者も政府内部の関係者ではないので、よくは分かりません。ただ、緊急事態宣言やまん延防止等重点措置を総理が決めた後、専門家らの政府分科会に「承認」を諮《はか》る手続きとなっていたことや、記者会見で菅首相の隣にいる尾身会長が、首相よりも多くの決定事項を語るとき、「この国の司令塔はどこにあるのだ」と違和感を持ったのは私だけではないでしょう。

また、コロナ対策を担当しているのが、西村康稔経済再生担当大臣なのか、田村憲久厚生労働大臣なのか、あるいは、河野太郎ワクチン担当大臣（本来は行政改革担当大臣）なのか、今ひとつ分からない場面が多く、具体的な対策についてもお互いの発言に齟齬《そご》が生じることがあり、外から見ていても役割分担がうまく行っていない様子がうかがえました。いずれにせよ、菅政権が終わって一区切りつきましたので、これから政府内にいた人々、アドバイザリーボードや分科会にいた有識者などから、次々と内情が明かされてゆくことでしょう。

国と地方の権限と予算、責任の乖離

また、②の国と地方の間のガバナンス問題については、既に第五章で、国と地方の役割分担の曖昧さという観点から論じました。感染対策や病床確保は、医療法や感染症法などによって都道府県が担うものと規定されており、厚生労働省は事実上、コロナ対策を都道府県に丸投げしています。緊急事態宣言などのコロナ対策を規定している特措法（新型インフルエンザ等対策特別措置法）も、その第3条4項で、「地方公共団体は、新型インフルエンザ等が発生したときは、（中略）自らその区域に係る新型インフルエンザ等対策を的確かつ迅速に実施し、及び当該地方公共団体の区域において関係機関が実施する新型インフルエンザ等対策を総合的に推進する責務を有する」としており、都道府県が対策を実施する主体であり、国はその支援をするだけの立場となっています。つまり、様々なコロナ対策が失敗した場合に、責任を取らされるのは都道府県ということです。それならば、都道府県自身の裁量でコロナ対策が進められるのかというと、実際には、国が多くの権限や予算を握っており、厚生労働省が毎日のように、「安全地帯」から都道府県に対して膨大な事務連絡を出し、まさに「箸の上げ下ろし」まで細かい指示を出しています。

東京都の小池都知事が、第1波の際に、「(私が)社長だと思っていたら天の声がいろいろ聞こえてきて、中間管理職になったようだった」と語った背景には、このような国と地方の間での権限と予算、責任の乖離があります。このため、国と地方の役割分担が曖昧となり、しばしばお互いに仕事や責任を押しつけ合って、コロナ対策が滞る場面が生じたのです。

保健所の帰属問題

実は、第六章で触れた保健所の業務崩壊にも、この国と地方の役割分担の曖昧さが大きく影響していると考えられます。もともと保健所というのは、国に帰属しているのか、地方に帰属しているのか、実に曖昧とした組織です。もちろん、形式的な設置主体は地方自治体で、中にいる保健師や医師、看護師は自治体職員です。市区町村などの基礎自治体の中にある保健所もあれば、都道府県の中にある保健所もあります。一方、普段行っている通常業務は、健診、予防、衛生、各種調査、啓発活動、地域の計画づくりといったものですが、これらは自治体の指示下で行われるというよりは、厚生労働省からの指示で行われる業務と言えます。保健所の職員たちも専門職が多いこともあり、自治体の中で、一種の独立機関のような扱いを受けているように思われます。今回のコロナ対策では、クラスター対策を始め、まるで厚生労働省の出先機関のように、膨大な業務の指示が降ってきて、保健所職員たちはまさに過労死寸前の状況に追い込まれました。しかし、厚生労働省と保健所は本来、別組織ですから、職員を増員するといった支援策は一切行えません。それどころか、厚生労働省は現場の多忙さをきちんと把握して、業務を指示していたのか、大いに疑問です。

一方で、自治体にとっても、保健所は独立機関のような雰囲気ですから、自分たちが支援すべき組織という意識が希薄で、保健所の危機的状況が伝わりにくかったと思われます。結局、各自治体が他部署の職員を保健所に回して増員したり、入院調整業務を都道府県調整本部が請け負うまで、ずいぶんと時間的ラグがありました。その間に、医療逼迫が進んだことを考えると、保健所の帰属の曖昧さも医療逼迫の原因の一つと言えるかもしれません。

都道府県は中間管理職

さらに、④の公的部門と民間部門の間のガバナンスという点でも、この国と地方の曖昧な関係が大きく足を引っ張っています。既に述べたように、都道府県には、今回、病床確保という医療提供体制の拡充を図る大役と責任が課されています。しかしながら、医療機関の立場に立って考えると、都道府県という行政は普段、あまりお付き合いのない役所です。最近は、地域医療構想のせいで少し関わりができましたが、普段は、病床数を規制する医療計画を5年に1度立てている「中間管理職的な役所」といった程度の認識です。一方、多くの指示は直接、厚生労働省から来ますし、診療報酬や様々な補助金の差配をしているのも厚生労働省です。さらに、自分たちに関わる様々な法律を司っているのも厚生労働省ですから、厚生労働省の指示ならばともかく、都道府県の指示に従えと言われても、正直、医療機関にとっては違和感しかなかったでしょう。

これは、中間管理職の都道府県にとっても同様です。普段、厚生労働省ですらできないような大役を自分たちに任されても、正直、困るというのが本音でしょう。医療機関に言うことを聞かせるための「武器」（法律や予算、診療報酬）は全部、厚生労働省が持っています。もちろん、今回の緊急包括支援交付金などは、都道府県が支出を決めて国に請求する形式をとっていますが、細かい仕様は全て厚生労働省が決めていて、都道府県の裁量余地はほとんどありません。単にお金を右から左に渡す役割に過ぎない都道府県が、医療機関に対して強く指示できるかと言えば、それは大いに疑問です。

結局、都道府県がコロナ病床を確保するという仕組みには、そもそも無理があるように思います。厚生労働省が直接、医療機関に指示する方がまだ機能するでしょう。ただ、国も、非常時ですら、医療機関に直接指示をする法的権限を持っていません。その問題点は既に第三章で詳しく説明した通りです。

都道府県間の連携・協力関係の不足

政府のガバナンス問題としては、③の地方と地方の関係も重要です。特に、都道府県間の横の関係が極めて希薄で、都道府県をまたいだ病床の融通がほとんどできなかったことは、医療逼迫を生み出した直接的な原因と言えます。

今回の新型コロナウイルスの感染拡大は、ほとんどの場合、「都市部から地方部へ」という流れで進行してきました。そのため、例えば、東京都内で病床が逼迫したのであれば、まだ病床の空いている神奈川県、千葉県、埼玉県にコロナ患者を運び、医療逼迫を防ぐことができたはずです。もちろん、東京都との交流人口の多い神奈川県、千葉県、埼玉県も、すぐに感染が広がり、コロナ病床が埋まってしまうでしょう。その時には、さらにその周りにある静岡県、山梨県、長野県、群馬県、栃木県、茨城県などと協力し合えばよいのです。そのうち、東京都の感染の波がピークを打つでしょうから、その後には逆に、医療逼迫が起きている周辺県の患者を東京都が受け入れて対処します。以上は、関東地方とその周辺県を例にしましたが、いざとなれば、大阪府の重症患者を東京都の重症病床に、ヘリコプターで運ぶことだって考えられます。大阪と東京では距離が離れすぎていると思われるかもしれませんが、第三章で述べたように、ドイツはイタリアやスペインのコロナ患者を、国境を越えて受け入れました。大阪と東京間の距離ぐらいならば、ヘリコプターで2時間程度ですから、決して非現実的な話ではありません。救急搬送困難事案で、救急車の中で2時間以上待たされるなど、日常茶飯事です。

現に、第4波で大阪府の医療逼迫が深刻となっていた2021年4月27日、東京都の小池知事は、大阪府からの要請があれば、コロナ患者を東京消防庁のヘリコプターで搬送し、都立多摩総合医療センターで受け入れる用意があると発表しました。いざとなれば、自衛隊が持つ大型ヘリコプターを救急ヘリとして使うこともできるはずです。

図表8－1　感染ピーク時の都道府県別病床使用率（入院患者、重症患者）

①　第3波ピーク時（2021年1月13日）

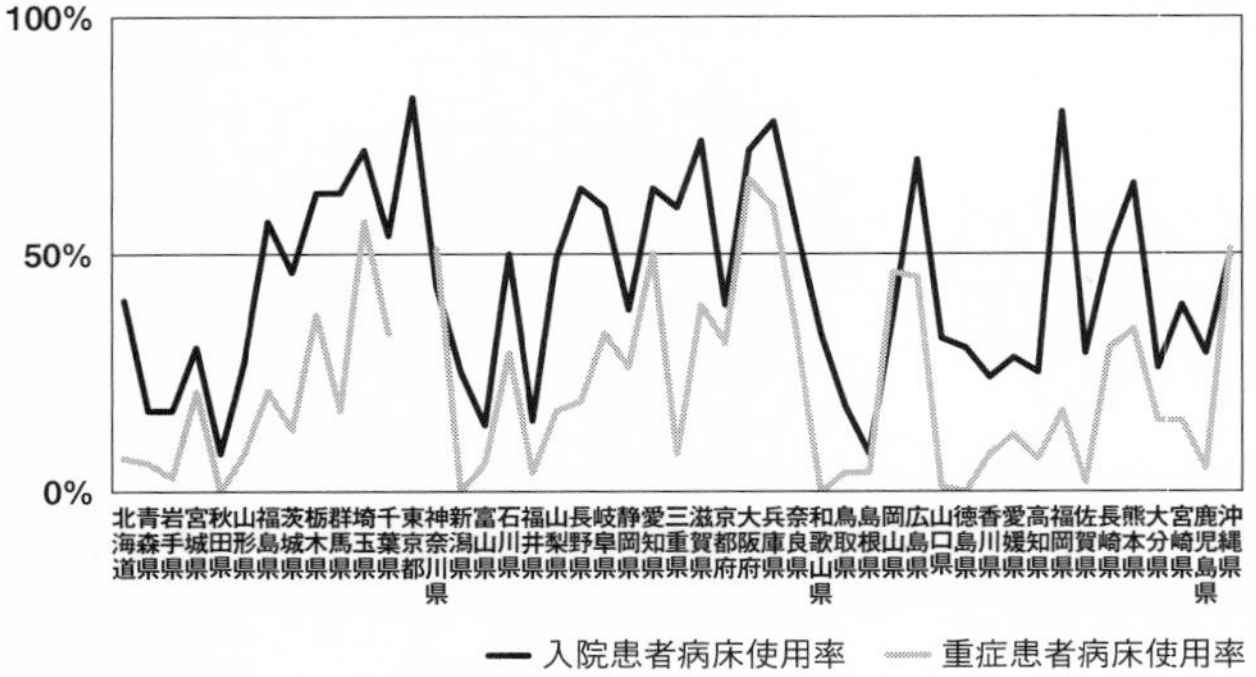

注）厚生労働省「療養状況等及び入院患者受入病床数等に関する調査について」（各週版）

バラツキがある感染ピーク時の病床使用率

図表8－1は、各都道府県別の入院患者病床使用率、重症患者病床使用率を、第3波から第5波の感染のピーク時について見たものです。病床使用率は週に1度しか発表されない数値であるため、なるべく新規感染者数のピークに近い日程のものを取っています。これをみると、たとえ感染のピーク時であったとしても、各県の病床使用率にはかなりのバラツキがあり、病床使用率が高いところもあれば、低いところもあることがわかります。つまり、都道府県間の病床融

② 第４波ピーク時（2021年5月12日）

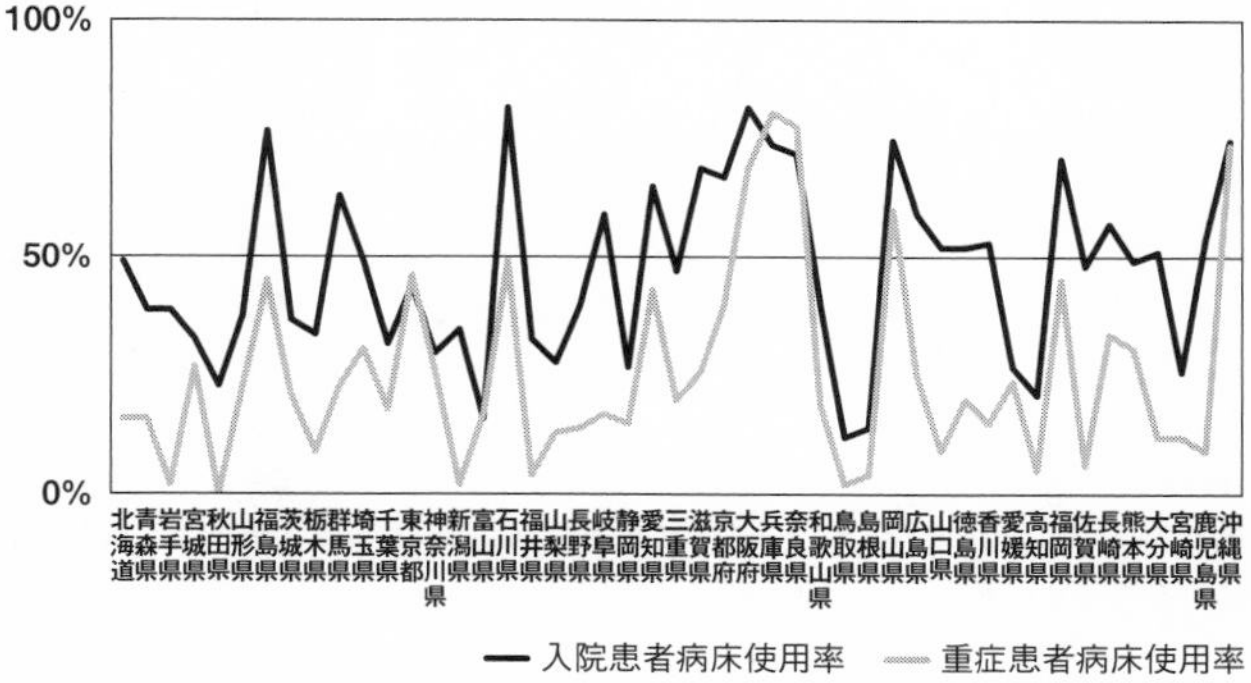

注）厚生労働省「療養状況等及び入院患者受入病床数等に関する調査について」（各週版）

③ 第５波ピーク時（2021年8月25日）

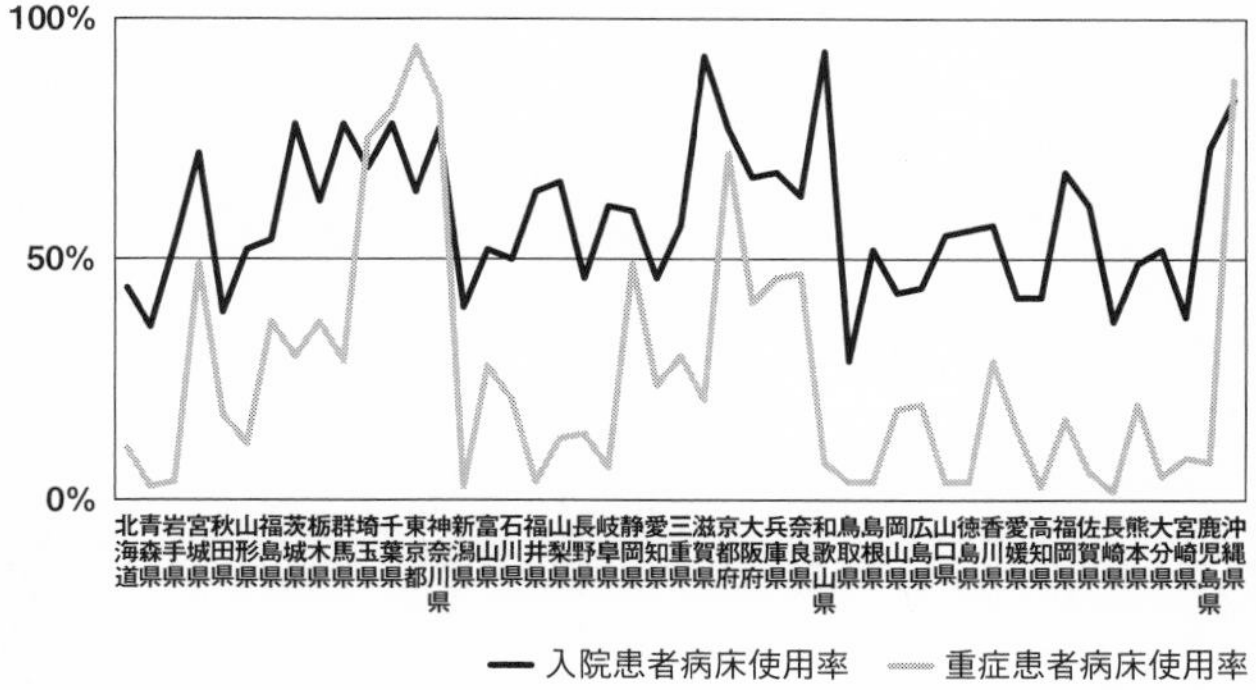

注）厚生労働省「療養状況等及び入院患者受入病床数等に関する調査について」（各週版）

通は十分に可能ということです。都道府県の中だけで病床を探すよりも、都道府県を越えた調整をする方が、医療逼迫が起きにくくなるのは明らかです。

都道府県別の分断統治

しかしながら、未だにコロナ病床を都道府県間で融通し合うという話はほとんど聞いたことがありません。なぜなのでしょうか。

これはおそらく、病床確保が都道府県単位で行われていることに原因があると思われます。つまり、せっかく調整できた病床を他県に譲ることなど、都道府県の知事や担当職員の立場ではなかなか発想ができないのです（先述の小池都知事はその例外です）。しかも、近年は地域医療構想によって、病床削減や機能別病床の適正化についても、都道府県の責任が強く求められ、都道府県ごとに進捗状況を競わされてきました。簡単に言えば、厚生労働省による都道府県別の分断統治が進んできたのであり、たとえ都道府県がお互いに病床を融通し合おうと思っても、もはやそのためのパイプ役も存在しない場合が多いものと思われます。

しかしながら、新型コロナウイルスのように県をまたいで感染が広がるようなパンデミックの際には、都道府県よりももっと広域の調整が必要となるのは明らかであり、それを担えるのは国だけです。つまり、厚生労働省が間に入る形で、都道府県間の病床調整を行う必要があるのです。

コロナ禍は「想定外」ではなかった

さて、この章の冒頭では、新型コロナウイルスを「災害」に例えました。政府やマスコミも、「災害級の感染拡大」などと、災害という言葉を多用しています。しかし、もし災害であるならば、災害時の「行動計画」が事前に策定されているはずです。そして、ひとたび災害が起これば、対策本部などの非常時の体制に迅速に移行し、その行動計画および日頃の災害訓練にしたがって、指示命令が行われ、各現場組織が機動的に動くはずです。

しかしコロナ対策はそうなっていません。やはり、新型コロナウイルスは災害とは異なるので、そのような事前行動計画がなかったのでしょうか。事前に何の想定もなかったことが、政府のガバナンスが機能しなかった原因なのでしょうか。

実は、違います。政府は、今回のコロナ禍の進行がほぼ予測されている「想定シナリオ」を事前に持っており、それに対処するための詳細な「行動計画」も事前に立てていたのです。いったい、どういうことなのでしょうか。
少し前のことになりますが、２００９年に新型インフルエンザが世界的に流行したことをご記憶の方もいらっしゃると思います。幸い、日本では大きな流行にならずに済んだのですが、それを機に、日本でもパンデミックが起きた場合のことを日頃から考えておくべきだという気運が高まり、新型インフルエンザ等対策特別措置法（特措法）が制定されました（今回のコロナ対策は、この特措法を改正して対処しています）。そして、この特措法の下、詳細な「政府行動計画」（新型インフルエンザ等対策政府行動計画）が２０１３年に策定（２０１７年改定）されています。[1] また、この政府行動計画にしたがって、各都道府県も行動計画を策定しており、東京都などは政府行動計画にも匹敵するほど詳細な「東京都行動計画」（東京都新型インフルエンザ等対策行動計画）を作っています（２０１３年策定、２０１８年改定）。[2]
これらを読むと、まるで「予言の書」ではないかと思うほど、今回のコロナ禍と類似した感染の進展状況と、その段階別に行うべき対策が網羅されています。医療提供体制の拡充の必要性を始め、国と地方の役割分担、公的部門と民間部門との連携など、今回、問題となっている様々な点が全て想定されています。これだけ立派な行動計画があったのに、なぜ、今回のコロナ禍でそれが十分に生かされていないのか、誠に不思議です。

「政府行動計画」の準備が行われていなかった

もちろん、具体的なコロナ対策の中には、この政府行動計画に基づいて実施されているものも多いのですが、よく読むと、医療提供体制の拡充策について、まったく実施されなかった行動計画の施策があります。それは下記の通り、①パンデミックに備えて、発生時の医療提供体制をどうするか、地域の医療関係者が集まって事前に協議する場を設置することや、②発生時の医療提供体制の拡充計画について、事前に策定すること、③国が都道府県計画のフォローアップや指導を事前に行うことなどです（強調線は筆者が引いたものです）。

「（イ）発生前における医療体制の整備　都道府県等は、二次医療圏等の圏域を単位とし、保健所を中心として、地域医師会、地域薬剤師会、地域の中核的医療機関（独立行政法人国立病院機構の病院、大学附属病院、公立病院等）を含む医療機関、薬局、市町村、消防等

1 https://www.cas.go.jp/jp/seisaku/ful/keikaku.html
2 https://www.bousai.metro.tokyo.lg.jp/taisaku/torikumi/1000061/1000367.html

の関係者からなる対策会議を設置するなど、地域の関係者と密接に連携を図りながら地域の実情に応じた医療体制の整備を推進することや、あらかじめ帰国者・接触者外来を設置する医療機関や公共施設等のリストを作成し設置の準備を行うこと」（政府行動計画22ページ）

「（ウ）発生時における医療体制の維持・確保　（中略）感染症指定医療機関等以外の医療機関や臨時の医療施設等に患者を入院させることができるよう、地域においては、事前に、その活用計画を策定しておく必要がある。」（政府行動計画22〜23ページ）

「地域医療体制の整備　①国は、医療体制の確保について具体的なマニュアル等を提供するなど、日本医師会等の関係機関と連携し、都道府県等に対し必要な助言等を行うとともに、都道府県等の体制整備の進捗状況について定期的にフォローアップを行う。（厚生労働省）（中略）③国は、発生時の地域医療体制の確保のために、平素から地域の医療関係者との間で、発生時の医療体制について協議、確認を行うことなど、都道府県等の行動計画に具体的な内容を定めておくよう必要な助言等を行う。（厚生労働省）」（政府行動計画34ページ）

つまり、パンデミック発生後に政府行動計画を機能させるための「事前準備」が全くできていなかったということなのです。しっかりとした計画があったのに、平時における準備不足のために、せっかくの知見が台無しになったというのが事の真相です。

特に東京都は、感染のピーク時について、1日の新規外来患者数4万9300人、1日の最大患者数37万3200人、1日の新規入院患者数3800人、1日の最大必要病床数2万6500床という被害想定を行っていました（東京都行動計画の5ページ）。この想定通り準備していれば、医療崩壊の危機など絶対に起こりえなかったはずです。

さて、政府のガバナンス問題は、結局のところ医療崩壊の危機を起こした真犯人と言えるのでしょうか。これまでの議論から言って、まさに「主犯級の犯人」と言えるでしょう。

第九章　医療体制改革の好機を逃すな

ここまで、医療崩壊の危機を起こした「7人の容疑者」を一人一人、丹念に取り調べてきました。結局のところ、「真犯人」は誰だったのでしょうか。もう一度、各章の議論を振り返りながら、結論をまとめてみたいと思います。

容疑者1：少ない医療スタッフ

第二章では、医療スタッフが少なかったことが、医療崩壊の危機を起こした原因かどうかを考えました。確かに、コロナ患者を受け入れ、その治療に忙殺されている一部の大病院の視点に立てば、(その病院内の) 医師や看護師が足りていないことは事実です。

しかし、コロナ患者を受け入れていない数多くの中小病院や診療所を含めて考えれば、日本全体として医師や看護師が不足しているわけではありません。コロナ患者を受け入れる病院を増やしたり、病院間の役割分担、連携・協力を深めたり、病院間で専門医や看護師を融通し合うことも可能です。また、たとえ診療所の医師や看護師であっても、自宅療養者や宿泊施設療養者の訪問診療など、できることはたくさんあるでしょう。つまり、日本全体の医療人材を効率的に活用する「総動員体制」を作れば、コロナ禍の医療スタッフ不足は解決可能な問題です。したがって、医療スタッフ不足は確かに事件に深く関与していますが、それ自体が根本的な原因ではないという意味で、主犯級の「真犯人」とは言えません。

容疑者2：多過ぎる民間病院

次に、第三章では、民間病院が日本全体の病院の実に7割から8割を占めている問題を取り上げました。行政から指示・命令できる公立・公的病院とは異なり、民間病院に対しては、現行法制では、コロナ患者を受け入れるように「協力要請」することしかできません。このため、実態として、コロナ患者を受け入れていない民間病院が多く、このことが医療逼迫の背景となっていることは事実です。

しかしながら、民間病院が多いこと自体は別に悪いことではなく、民間病院に非常時に指示・命令ができない現行法制の方に問題があります。実際、諸外国では、非常事態に適用される法律を使って、コロナ患者を民間病院に強制的に受け入れさせている国がたくさんあります。したがって、民間病院の多さも、結果的に医療逼迫に加担している「事件関係者」ではありますが、「真犯人」とまでは認定はできません。

容疑者3：小規模の病院

第四章では、コロナ患者を受け入れない病院が多い背景として、日本の病院の実に7割が200床未満の中小病院であることをみました。病院の規模が小さすぎて、コロナの入院患者、特に重症患者を引き受けることが、物理的にも、採算的にも難しいのです。小規模な病院が多い背景には、戦後、厚生労働省（旧厚生省）が、民間医療機関の力に依存して病院・病床を増やしてきたという経緯があります。開業医が規模を拡大して病院になり、それが家業化しているケースが多いため、未だに小規模なままなのです。そして、厚生労働省は、その後も大病院への医療資源の集約化を進めず、病院の「中小企業問題」を長い間、政策的に放置してきました。そのことこそが、わが国で簡単に医療崩壊の危機が起きてしまう直接的原因の一つです。つまり、これは主犯級の犯人の一人とみて間違いありません。

容疑者4：フル稼働できない大病院

ただ、第五章で子細にみたように、大病院であっても、その全てがコロナ患者を引き受けているわけではありません。また、コロナ患者を受け入れている大病院も、一つ一つの病院にいる患者数は、決して多くはありません。つまり、大病院もその能力を生かし切っている訳ではないのです。その背景にあるのが、①大病院なのに医療資源が十分ではない「はりぼて」病院があること、②国が管轄している大学病院や国立病院（国立病院機構）、旧社保庁系病院（地域医療機能推進機構）などの主体性の無さです。もちろん、大病院の中には最前線の現場で奮闘してくれている病院もたくさんあります。しかし、やはり有事にもかかわらず、全体がフル稼働できていないという意味で、犯人の一人と考えざるをえません。

容疑者5：病院間の不連携・非協力体制

我が国の限られた医療資源をフル活用するためには、大病院にコロナ患者を集約化し、その代わりに中小病院が、大病院にいる通常患者を受け入れることが不可欠です。また、感染拡大期には、大病院にコロナ重症患者をより集約化し、中小病院にも軽症者や中等症患者を受け入れてもらい、「上り」と「下り」の患者の受け渡しをスムーズに行う必要があります。こうしたことが行われるためには、地域にある医療機関間の役割分担、連携・協力が必要です。しかし、第六章で詳しくみたように、「自由すぎるフリーアクセス」を長年押し進めてきた過去の医療政策が災いして、現状では、こうした関係が決定的に不足しています。そして、コロナ禍という有事にもかかわらず、なかなか変わる気配がありません。したがって、病院間の役割分担や連携・協力の不足も、主犯級の真犯人の一人と言えるでしょう。

容疑者6：「地域医療構想」の呪縛

第七章では、「地域医療構想」を容疑者として取り上げました。ただ、地域医療構想自体よりも、それが必要になった背景にある厚生労働省の医療政策の失敗の方が、はるかに罪深い問題だと思われます。すなわち、2006年に7対1病床の診療報酬を大幅に引き上げ、その後8年間にもわたってそれを放置したことです。結果として、中小病院の急性期病床を爆発的に増やしてしまい、「なんちゃって急性期（病床）」と呼ばれる高齢者施設化した急性期病床が生み出されました。このことが、今回コロナ禍で問題となっている「医療資源の分散化」に拍車をかけたのです。地域医療構想は、その是正という好ましい側面がありますが、実態として、①都市部においてさえ急性期病床を減少させていること、②公立・公的病院の合理化、統合・再編計画を進めていることが、医療逼迫の要因になった可能性は否定できません。もっとも、それらは「微罪」という程度であり、今後、地域医療構想を修正して、医療提供体制を望ましい方向に変えることが期待されます。

容疑者7：政府のガバナンス不足

最後に、第八章で取り上げた政府のガバナンス問題は、医療崩壊の危機を起こした「主犯級中の主犯」と言えるでしょう。国と地方の間の役割分担の曖昧さが、様々な面で、コロナ病床の拡大を妨げてきました。特に残念な点は、事前に立派な「政府行動計画」が作られていたのに、それを十分に生かせなかったことです。コロナ禍は、しばしば「災害」に例えられますが、もし災害であるならば、非常時の体制にスムーズに移行し、事前計画に基づき、日頃の訓練通りに物事が動いていたでしょう。今になって政府のガバナンスが問題となっている背景には、計画はあっても事前準備、訓練を怠ってきたことがあります。その政府のガバナンスの混乱が生み出した「二次災害」として、医療崩壊の危機が起きたと考えられます。

忘れてはいけない犠牲

さて、ここまで長い道のりでしたが、本書における「容疑者の取り調べ」は、以上で終わりです。大変お疲れさまでした。しかし、「これにて、一件落着」と、ここで話を終わらせてしまう訳にはいきません。なぜならば、コロナ禍の医療崩壊の危機で、実際に犠牲になった人々がいるからです。特に第5波では、入院できずに自宅で亡くなるコロナ患者が続出しました。また、医療崩壊を防ぐためとして、不必要に繰り返された緊急事態宣言やまん延防止等重点措置に、飲食業や観光業をはじめとした多くの人々が犠牲を強いられました。医療提供体制がきちんと拡充されてさえいれば、こうした犠牲の多くが防げたことを、我々は決して忘れる訳にはいきません。

景気悪化に対しては、「きちんと大型の経済対策を行ったではないか」と政府は言うかもしれません。しかし、経済対策は「無料《ただ》」で行えるものではありません。図表9－1にみるように、2020年度は3回もの大型補正予算が組まれ、国の歳出総額は175・7兆円と当初予算よりもコロナ対策のために73兆円もの増額となりました。国民が負う税金と借金がつぎ込まれたのです。その分だけ国の財政は悪化し、国家財政の「ワ

図表9－1　国の財政収支の推移

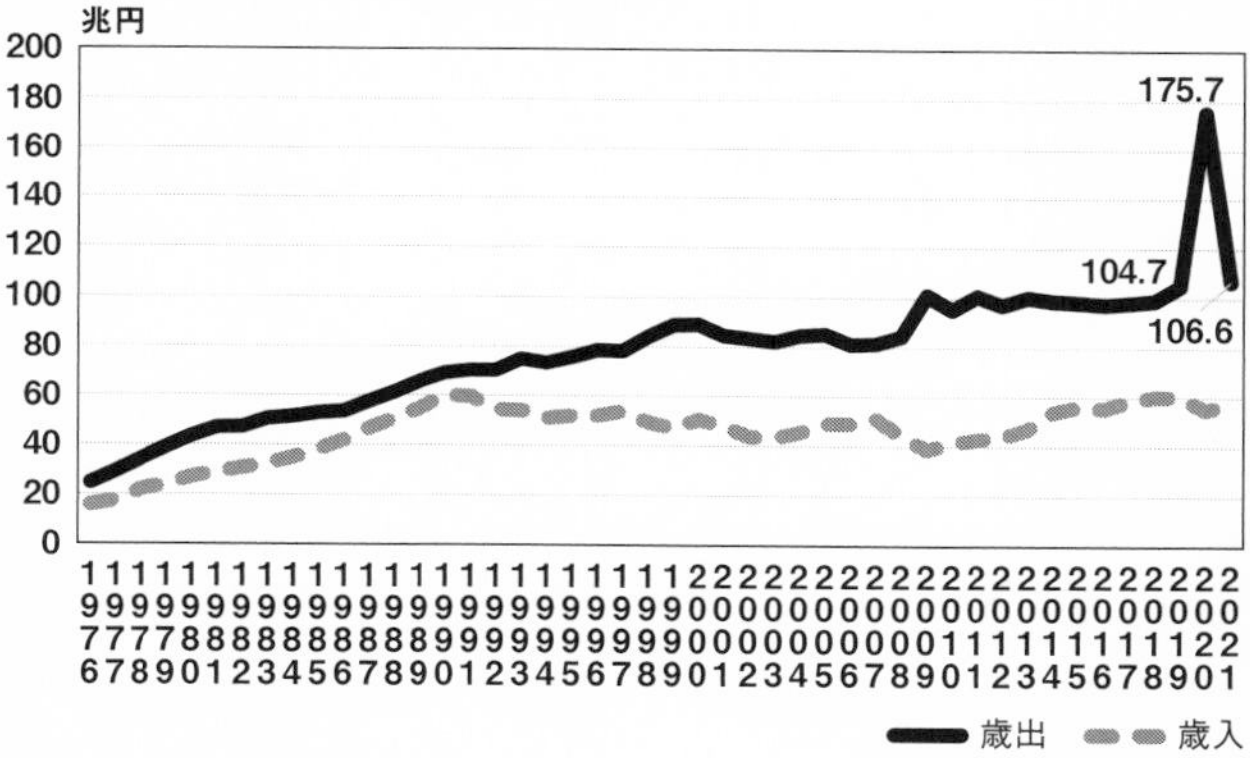

注）財務省「日本の財政関係資料」(令和3年4月)より。2020年度の歳出は、3回分の補正予算額を含むベース。

ニの口」と呼ばれる歳出・歳入差額は、2020年度は120・6兆円にも拡大しています（もはやワニの口というよりは「ワニの角《つの》」？です）。2021年度も106・6兆円という巨額の当初予算を組んでいるため、国の借金は2021年6月時点で1220・6兆円という未曽有《みぞう》の金額に達しています。もし、医療提供体制がしっかりしてさえいれば、これら支出増の多くも不要だったと考えられます。この高い「勉強代」を支払わされたことも、我々は決して忘れるべきではありません。

そして、今後も続くウィズコロナの時代にも、感染の波が何度か起き、このままでは同じ失敗が繰り返されるでしょう。これまでの犠牲を無にしないためにも、我々はここでしっかりと対策を考え、医療提供体制に対する改革を実行してゆかなければなりません。そこで、以下ではどのような対策を行うべきか、議論してゆくことにしましょう。

非常時の医療提供体制

まず初めに留意すべきことは、コロナ禍は非常時の出来事であり、非常時の体制をどうするかという問題と、平時の体制をどうするかという問題は、あくまで分けて考えるべきということです。災害対策でも、災害時の体制と、平時の体制は異なります。平時から常に災害対策本部を立ち上げておく訳にはいきません。そんなことをしていたら、平時の通常業務が滞りますし、マンパワー的にも財政的にも無駄が多すぎます。そうではなく、災害が起きた際に、迅速に対策本部を設置し、災害時の体制に移れさえすれば良いのです。コロナ禍のような感染症のパンデミックも同様です。もっとも、今回のコロナ禍は、平時の医療提供体制の問題も浮き彫りにしています。それが平時においても改善することが望ましいのであれば、今回のコロナ禍を奇貨として変革を図るべきと言えます。

さて、第四章から第六章にかけて詳しく議論したように、非常時の医療提供体制でもっとも重要なことは、「病院間の役割分担と連携・協力」です。平時における「病院自己完結主義」から脱却し、地域全体があたかも一つの病院として機能する「地域包括医療体制」に、迅速に移行することが必要となります。

長野県松本医療圏の例

今回のコロナ禍では、まさにその地域包括医療体制に、多くの地域が移行できていないことに問題の根源があります。もっとも、「必要は発明の母」と言います。全国を見渡せば、自分たちで何とか医療崩壊の危機を防ごうと創意工夫する中で、この地域包括医療体制に辿り着き、うまく危機を乗り越えている地域があります。ここでは、その成功事例として、長野県松本市（松本医療圏）、東京都杉並区、墨田区の例を見てみましょう。

松本医療圏（二次医療圏）で地域包括医療体制が築かれるきっかけとなったのは、臥雲義尚《がうんよしなお》・松本市長が地域内のコロナ病床の体制整備を話し合おうと、「松本広域圏救急・災害医療協議会」を招集したことでした。これは、その名の通り、以前からある災害医療のための協議会で、地域の主立った医療機関、医師会、行政が集まります。協議会での話し合いの結果、臥雲市長は、松本市立病院（215床）の6床のコロナ病床（感染症病床）を、一般病床を転換して最終的に37床に増床する決断をします。その意気に応えて、地域内の各民間病院が協力し、市立病院に入っていた通常の入院患者を引き受ける「入院病床調整計画」がまとまったのです。

また、域内屈指の大病院である相澤病院（460床）も、市民病院の入院患者の受け入れに加えて、新型コロナの中等症患者や重症患者を43床も引き受ける決断をします。さらに、市立病院や相澤病院で対応できない重症患者は、信州大学医学部附属病院（717床）や国立病院機構まつもと医療センター（458床）、長野県立こども病院（180床）などが合計で30床程度受け入れ、呼吸器内科の専門医が不足している市立病院に、大学病院からの派遣支援も行われるようになりました。現在は、宿泊療養施設やさらに多くの公的病院、民間病院などが参加して、重症から軽症までの医療機関間の役割分担が行われています。この役割分担と連携・協力を進めるための舞台装置になっているのが、先の救急・災害医療協議会です。各医療機関同士が定期的に集まって、お互いのデータや状況を全部公開し、お互いに実情がよく分かった上での転院調整が行われています。お互いの病院が情報を隠し合わないように「見える化」することで、信頼関係が築けているということです。

後に日本経済新聞のインタビュー[1]に答えて、臥雲市長は、松本モデルが成功した要因として、①コロナ禍の前から、「松本広域圏救急・災害医療協議会」が存在したこと、②その協議会を使ってお互いに情報や危機感を共有できていたこと、③ただ、協議会はこれまで「まとめ役」が不在で、医療機関同士で「総論賛成、各論反対」が繰り返されたので、市長が政治決断する役割を担ったこと、④公立・公的病院（市立病院）が最後の受け皿として責任を持ち、コロナ病床を集約化する決断を行ったこと、の4点を挙げています。

東京都杉並区の例

自治体首長のリーダーシップが活路を切り拓いた例としては、東京都杉並区の例も参考になります。第四章において、民間病院がコロナ患者を引き受けることは採算面で非常に厳しく、受け入れに二の足を踏む状況であることを説明しました。そこで、杉並区では、既に第1波到来の直後に、田中良区長の政治決断により、コロナ病床を集約している区内4つの民間基幹病院に対して、区の単独予算による損失補償を行うことにしました

1「コロナ対応の病院連携、『松本モデル』成功の理由　臥雲義尚・松本市長に聞く」日本経済新聞電子版（2021年2月21日）

（入院・外来医療体制強化事業補助金）。補償する代わりに、4つの病院（河北総合病院（331床）、荻窪病院（252床）、佼成病院（340床）、東京衛生アドベンチスト病院（186床））を、いわば「みなし公立病院」に指定し、コロナ患者の集約化をしてもらう契約（新型コロナウイルス感染症に対する入院・外来医療体制強化事業に関する協定の締結）を行ったのです。

具体的には、2020年4月から6月末にかけて1病院あたり月額約1億2800万円から最大約2億8000万円の補助を行っています。現在は、国の病床確保の各種補助金があるために、杉並区の単独事業は役割を終えていますが、4つの基幹病院がコロナ対策の中核を担い続けています。また、2021年1月には、区内10病院に対して、後方支援病床を確保するための補助金と契約を行い、基幹病院からの転院を支援しています。①大学病院や公立・公的病院がない地区であっても、このような手段で最後の受け皿を確保できること、②民間病院に対して指示・命令する権限が行政になくても、このような「契約」をすれば機能することは、他の地域でも大いに参考になると思います。また、杉並区の場合にも、区長のリーダーシップで招集された「杉並区医療崩壊阻止緊急対策会議（杉並区新型コロナウイルス感染症対策関係医療機関等連絡会）」が常設され、毎週のように、顔が見える「アナログ」で、行政と各医療機関、医師会が情報交換を行っており、お互いの状況を「見える化」しているということです。

東京都墨田区の例

リーダーシップをとるのは、何も首長だけとは限りません。東京都墨田区は、あの第5波の最中でも、「入院待機者ゼロ」を達成したことで有名ですが、その立て役者となったのは墨田区保健所長の西塚至医師です。墨田区には、東京都立墨東病院（765床）という大病院がありますが、コロナ患者用の重症病床は14床だけであり、周辺区のコロナ患者にも対応しなければなりません。そこで、東京曳舟《ひきふね》病院（200床）、同愛記念病院（403床）、東京都済生会向島病院（102床）、賛育会病院（199床）などの民間病院が、中等症以下のコロナ患者を引き受けていますが（現在は、同愛記念病院にも重症病床が2つある）、コロナ病床は合計で276床、その中で墨田区民の優先枠は33床だけです。このため、とにかくこれらの病院のコロナ病床（特に重症病床）の回転率を高めることが、対策の目標となりました。

まず、墨東病院などから回復したコロナ患者を迅速に転院させるために、区内にある10の病院に対して、区の単独予算から1病院当たり1000万円の補助を行い、回復者向けの一般病床を56床確保します。そして、保健所が中心となり、墨田区役所、墨田区の医師会幹部と区内の全病院（墨東病院を含む11病院）の間で毎週ウェブ会議（病院部会）を行い、お互いに顔が見える形で情報交換や転院調整を行っているのです。また、迅速な転院を実現するために、保健所の受付は24時間対応、転院にかかる救急車両の料金も墨田区が負担しています。つまり、「上り」よりも「下り」に重点を置いた地域包括医療体制を構築したところがポイントです。

また、墨田区では重症者を生まないように、自宅療養者全員に酸素濃度を測るパルスオキシメーターを配付したり、区の医師会の協力で、自宅療養者や宿泊所療養者に対して、訪問診療やオンライン診療（オンライン薬剤配送も組み合わせられている）を実施しています。また、受け入れ先の決まりにくい疑似症患者のために、1床あたり100万円の補助金（区の単独予算）を出して、73床の疑似症病床も確保しています。そして、このような体制を支えるためには、保健所のマンパワーも大幅に増強することが必要です。そこで、人材派遣会社や潜在看護師などから募集を行って、2021年度には1年前の10倍以上にあたる125人の体制を確保したというのですから、まさに驚きです。

こうしたことは、一朝一夕にできることではなく、日頃の準備のたまものと言えます。例えば、保健所のマンパワーを迅速に拡大できた背景には、東日本大震災の教訓から、保健所長を補佐してロジスティクスを担う幹部（統括保健師）を日頃から養成してきたことが大きかったといいます。また、病院部会がすぐに機能した背景にも、2008年の墨東病院の妊婦死亡事故などを受けて、墨東病院が東京ER・墨東（救急診療科）を創設する際に、区内の各病院によって後方支援体制が作られ、日頃から信頼関係が築かれてきたことがあるということでした。

指示と金だけでは横展開できない

他にも、東京都八王子市や千葉県安房地区、愛媛県松山市など、日本全国には様々な例がありますが、このような成功事例に学び、積極的に他地域に「横展開」させてゆくことが今、一番求められていることです。しかし、どのような政策を行えば、横展開が可能になるのでしょうか。

もちろん、厚生労働省自身も、地域ごとに包括医療体制を構築する重要性は認識しています。しかし、そのための政策は、端的に言うと「指示と金の用意」だけで、完全に腰が引けています。具体的には、第六章でも説明したように、緊急包括支援交付金などを使う「対策パッケージ（感染拡大に伴う入院患者増加に対応するための医療提供体制パッケージ）」を2020年12月の事務連絡で、都道府県などに示しています。その後も、厚生労働省は再三にわたって事務連絡を出したり、緊急包括支援交付金の使い道に関するマニュアル（Q&A）を頻繁に改訂し、地域包括医療体制を構築するように、都道府県などに指示を出しています。

それらの事務連絡をよく読むと、神奈川県や大阪府の成功事例を紹介したりしていて、各地域の取り組みをよく勉強していることがうかがえます。また、緊急包括支援交付金のQ&Aも、転院調整を行う専門家を雇う費用が出せることや、地域の医療機関と協議の場をもうけるための費用を支弁できるとするなど、各地域のために使い勝手を良くしようとしていた努力はうかがえます。しかし、やはり、それだけでは地域包括医療体制の横展開は進まないのです。

人的支援が近道

松本医療圏や杉並区、墨田区などの例を改めて振り返ると、一見、地域ごとの体制には、様々なバリエーションがあるように思われますが、これらの成功事例には共通点があります。つまり、①行政と地域内の医療機関同士がお互い顔を合わせてコロナ患者への対応を話し合える「会議体」が作られている、②その会議体の構築には、コロナ禍の前から地域内にある何らかの人的つながり（災害医療や保健所のネットワーク、地域医療構想調整会議、区長による人的ネットワークなど）が生かされている、③会議体の中に、決断と調整を行える行政のリーダーがいる、④会議体ではお互いの医療機関の情報を隠さず、疑心暗鬼を生まないように「見える化」している、⑤公立病院などに最後の受け皿を用意させるなど、最後の責任は行政がとる覚悟を示しているという5点です。

これらは、「金と指示」で展開できるハードではなく、極めてソフトな「ノウハウ」の集合体です。実際に、成功した地域の経験者から、人から人へと伝えられるような技能であり、今後、各地域に横展開するには、その経験者たちからの技能伝授やアドバイスが必要になるでしょう。様々な成功事例を学んでいる厚生労働省が、こうしたコーディネーターを集めたり、あるいは、厚生労働省の官僚自身がコーディネーターになるなどして、実際に、各地域に出向いて、会議体の立ち上げや運営を支援することが必要です。地味な方法ではありますが、そのような「人的支援」を行うことが、結局、一番の近道と言えるでしょう。

緊急包括支援交付金の出し方

もちろん、緊急包括支援交付金などの各事業における補助金の出し方にも、さらなる工夫が必要です。横展開する場合に難しい点は、各地域ごとに様々な事情が異なるので、型にはまった事業を押しつけると、かえって使い勝手が悪くなってしまうことです。

また、医療機関からみると、第三章で説明した病床確保料や、病床1床につき最大1950万円の「さらなる病床確保のための緊急支援」は、都道府県や基礎自治体が出す補助金ではなく、厚生労働省が出してくれる補助金という認識です。もちろん、支給手続きは各都道府県などが行うわけですが、医療機関にとって都道府県は単なる補助金の出納係です。ましてや基礎自治体は出納係ですらありません。地域包括医療体制を作る場合には、各基礎自治体が、地域内の各医療機関に協力を要請し、その見返りに補助金を出すのが効果的ですが、今の状態ではせっかくの補助金を戦略的に使うことができません。

杉並区や墨田区の例を思い出すと、医療機関への補助金を戦略的にうまく使っていました。それができたのは、両区が豊かな基礎自治体で、ある程度の単独予算を使えたからです。どこの自治体でも真似ができるものではありません。やはり、緊急包括支援交付金や予備費は、地域包括医療体制を作ろうとする各基礎自治体に思い切って使い方を任せるべきです。厚生労働省の型にはめた事業の押しつけは、今からでも考え直した方が良いでしょう。

ここで、もう一つ気になるのは、現状では都道府県が病床確保の業務を担っていることです。一方で、地域包括医療体制を作るのは、基本的に基礎自治体です。病床確保や補助金の支給と、地域包括医療体制の構築は切っても切り離せるものではないにもかかわらず、業務範囲がうまくかみ合っていません。基礎自治体が希望する場合には、病床確保の業務も基礎自治体に任せる方が、効果的だと思われます。少なくとも、都道府県と基礎自治体は病床確保計画をよくすり合わせなければいけません。有事なのですから、何でも「厚生労働省→都道府県→基礎自治体」という平時のステップをいちいち踏む必要はありません。内容によっては、厚生労働省の施策を基礎自治体に直結させる方が効率的と考えられます。

野戦病院をどう機能させるか

一方、感染が急拡大する状況下では、諸外国で行われたように、一時的な「野戦病院」（臨時医療施設）の設置も有効な手立てです。ただ、我が国の場合には、箱物ができる目途が立っても、その中に入る医療スタッフの調達に苦労しています。

一つの解決方法は、自衛隊の医療部隊や厚生労働省の災害派遣医療チーム（ＤＭＡＴ）の人員を大幅に増強し、野戦病院などに迅速に派遣できる体制を整えておくことです。実際、北海道や沖縄では、感染拡大が進む中で、自衛隊の災害派遣を要請しましたが、結局、自衛隊が派遣できた人員はわずかでした。現在、自衛隊医官、看護官はそれぞれ約１０００人程度で、全国の自衛隊病院や部隊のほか、駐屯地の医務室などに勤務しています。ただ、自衛隊病院や防衛医科大学校病院でもコロナ患者を大勢受け入れており、災害派遣できる医療スタッフは必ずしも多くはありません。医療部隊やＤＭＡＴの大幅増強を図ることは、今回のようなパンデミックだけではなく、これから増えると想定される大規模災害の際にも役に立つでしょう。

もっとも、人員増強には時間がかかります。現在のコロナ禍ですぐに機能させたいのであれば、とりあえず、フリーランスの医師や看護師を、破格の待遇で国が有期雇用し、人工呼吸器・ＥＣＭＯなどの訓練を集中的に行って、感染拡大地域に派遣するタスクフォースを作ることが考えられます。新しい組織を一から作るのに時間がかかるというのであれば、ＤＭＡＴや自衛隊の医療部隊の中に組み込んでも良いでしょう。

ただ、困ったことは、自衛隊病院の廃止・縮小が、既に2009年に決定されていることです。自衛隊病院は全国に15しかありませんが、そのうちの5病院が削減対象となっており、現在も粛々とその準備作業が進められています。コロナ禍における自衛隊病院の活躍振り、そして、非常時の医療現場における自衛隊医官、看護官派遣の重要性を考えると、2009年に決まったこの削減方針はいったん白紙にして、見直すべきだと思います。

平常時の計画と訓練こそが重要

次に、新型コロナウイルスの感染拡大が終息、あるいは鎮静化した後の平時に、我々は何をしておくべきなのか考えていきましょう。

前章に詳しく述べたように、まず、我々が反省すべきことは、せっかくの政府行動計画、都道府県ごとの行動計画を持っていながら、それをうまく使えなかったことです。うまく使うためには、第1に、もっと詳細に行動計画を作り直し、どの病院にどの程度の感染者を引き受けてもらうか、各病院の役割分担をどうするかなど、都道府県行動計画を、もっと細かい基礎自治体レベルの具体的計画に落としておく必要があります。第2

に、定期的に各医療機関と行政が集まる協議会を開催し、お互いに顔の見える関係を事前に築いておくことです。第3に、災害や感染症のパンデミックに備えて、定期的に訓練、シミュレーションをしておくことです。感染の波が過ぎるたびに、「喉元過ぎれば熱さを忘れる」ということではいけません。平時にこそ、非常時のことを忘れないで、有事に備えることが必要です。

国と地方の問題は自由選択制で

また、これも前章で述べましたが、今回のコロナ禍では、非常時の政府のガバナンスに大きな課題があることが浮き彫りとなりました。実は、行政は、医療機関の役割分担、連携・協力不足を責められた立場ではありません。非常時の国・都道府県・基礎自治体間の役割分担と連携・協力関係不足こそが大問題であり、コロナ禍の教訓を生かして、今から詳細な計画を立てておくべきです。特に、国と地方の役割分担の曖昧さが、今回、様々な問題を生み出しています。

国が施策を行う主体となるのか、地方が主体となるのか、様々な考え方がありえると思いますが、最悪なのは、予算と権限、責任が、国と地方の間で乖離してしまうことです。

国が施策を行うならば、国の指令下で地方が動くように指揮命令系統をハッキリして、責任と予算は全て国が持つようにする。地方が施策を行うのであれば、権限と予算を全て地方に渡して、地方に責任を持たせるべきです。

ところで、このような議論を行うと、霞が関の中央官庁から必ず出てくるのが、「地方に全てを任せるのは危ない」という反論です。確かに、今回のコロナ禍では、大阪府の吉村洋文《ひろふみ》知事や北海道の鈴木直道知事、和歌山県の仁坂《にさか》吉伸知事、奈良県の荒井正吾知事たちのように、卓越したリーダーシップを発揮した知事もいれば、そうでなかった知事もいます。都道府県間でもこれだけ力量差がハッキリ分かれているのに、基礎自治体間の力量差は推して知るべしでしょう。

しかし、この国か地方かという問題は、全てを国が決めるか、地方が決めるかという「二元論」にしてしまう必要はありません。それよりも、「自由選択制」にしてはどうでしょうか。つまり、「地方で予算の使い方も方針も決めさせて欲しい。その代わりに責任をとる」という地方には、全てを任せる。一方で、「そのような力量もないし、責任も取りたくないので、国の言う通りにやります」という地方は、国が決めたことをその通り実行してもらうのです。その代わり、自分でやるという地方には、その分、詳細な行動計画を立ててもらって、国が審査をした上で、非常時の予算と権限を渡します。このような自由選択の「二段階方式」が現実的な対処だと思います。

地域医療構想の修正を図る

もう少し、平時の話を続けましょう。いくら平時と非常時を分けるとは言っても、非常時は平時の延長線上にありますので、あまりにも非常時の体制が平時の体制からかけ離れていては、機能しません。非常時の体制に移行しやすいように平時の体制も変えておくことが、平時においても望ましい場合には、積極的に変革を進めるべきです。

そのような改革対象候補の筆頭は、高度医療を行うための「医療資源が分散化され過ぎている」という医療提供体制の問題です。たとえ平時においても、急性期医療、特に高度急性期医療には、ある程度の病院規模と人的・物的資源の集中が必要です。地域拠点となる大病院に対して、平時から急性期病床の集約化を図ってゆくべきです。その方法としては、現在進行している地域医療構想の地域別の病床調整計画を修正することが考えられます。既に、各地域の調整会議で計画ができあがりつつある段階ですが、コロナ禍の反省に立って、これまでに作られた計画の修正をする機会を設けるのです。

地域医療構想というと、どうしても病床削減、急性期病床縮小というイメージになりますが、本来は、病床機能の分化や、連携の推進という概念も含まれた政策になっているはずです。コロナ禍での教訓を踏まえて、急性期病床の再編や大病院への医療資源重点化の方針を改めて明確化すべきでしょう。当然、調整会議の議論を一部、やり直すことになりますが、その際、大病院への急性期病床の集約化がきちんと担保されるよう、「条件付け」を行うことも一案です。例えば、一定規模以上の大病院は急性期病床を削減しないように免責し、むしろ増床するという条件を付けた上で、地域内の機能別病床計画の再調整を図るのです。

また、大学病院や公立・公的病院の役割も、コロナ禍での教訓を踏まえて見直すべきでしょう。すなわち、これらの病院に、感染症拡大時の病床確保、病床集約化を担わせる代わりに、特別に病床数の余裕（バッファー）を認める再調整を行います。さらに、やはりコロナ禍の教訓を踏まえて、厚生労働省が進めてきた公立・公的病院の統合・再編計画、合理化計画はいったん立ち止まって、見直す機会を設けるべきだと思います。公立・公的病院にある程度の余裕（バッファー）を持たせることは、非常時にスピーディーに対応するために必要不可欠です。

病院大規模化への経済インセンティブ

次に、今回のコロナ禍では、我が国の医療機関の規模が小さく、中小病院があまりに多いという「病院の中小企業問題」が改めて浮き彫りとなりました。これは製造業や農業などにも共通する問題ですが、病院にも「規模の利益」が働きますから、病院規模が小さいということは、平時においても「生産性」が低いということです。今後、少子高齢化によってますます厳しくなる医療財政を立て直すためにも、病院の規模を拡大して、生産性を高めてゆくことが求められます。

この病院規模の拡大という課題は、地域医療構想における計画修正では、必ずしも対応できません。やはり、補助金・税制などの経済的インセンティブを用いて、政策的に大規模化を誘導するのが王道だと思います。例えば、病院同士の統合・合併が起きやすくなるように、税制や補助金を工夫します。また、設備投資に対する補助金や税制なども、規模を拡大するほど有利になるように設計できます。実は、２０２０年度から、地域医療介護総合確保基金を活用して、病院の統廃合を行った際に補助金が出る仕組みが作られています。しかし、統廃合後に病床数を減らさないと補助金が出ないので、これは病院の大規模化を図ることが目的ではなく、病床削減が主目的の政策と言えるでしょう。

もっとも、これらの措置は、医療界から大きな政治的反発を受ける可能性がありま す。現実的な対処としては、個別病院の規模はそのままであっても、済生会や徳洲会などのように、病院のチェーン化を図るために、補助金や優遇税制を創設することが考えられます。もし、中小病院がチェーン化されていれば、非常時にはそのうちの一つを専用病院化して、他の病院に通常の入院患者を移し、全体として一つの大病院のように機能させることができるからです。このような一種の地域包括医療体制（″チェーン病院群内″包括医療体制）は、平時にも大いに役立ちます。もちろん、一度、チェーン化が図られれば、その後の統合・再編も行いやすくなるでしょう。

最後に、保健所についても、近年は人員削減や統廃合が続いてきましたが、今回のコロナ禍は、非常時における保健所の重要性が改めて見直される機会となりました。和歌山県のように、あまり削減を行ってこなかった自治体の保健所がよく機能したことは、重要な教訓です。これもある程度、マンパワーの余裕（バッファー）を普段から持っておくことが大事だと考えられます。保健所については、IT化などの事務効率化、管轄地区が必ずしも基礎自治体や2次医療圏とかみ合っていないというエリア問題、非常時にどのような人員体制を敷くかなど、様々な課題が既に明らかになっています。保健所の改革はなかなか根深い問題があるのですが、平時にこそ、しっかりとした改革論議を進めておくべきです。また、G-MISとHER-SYSの抜本的見直しなど、保健所を支えるための情報インフラ整備や、都道府県調整本部の日頃の体制整備・訓練なども必要です。

おわりに

本書は、コロナ禍における医療崩壊の危機の謎に迫りました。世界一の病床大国として、医療崩壊など全く無縁に思われていた我が国ですが、世界的にみて桁違いに少ない感染者数や重症者数であるにもかかわらず、いとも簡単に医療崩壊の危機を起こしました。そのため、緊急事態宣言やまん延防止等重点措置といった経済をストップさせる政策を繰り返し取らざるをえず、飲食業や観光業をはじめとした多くの国民に犠牲を強いてきました。また、コロナ禍が始まって、1年半もの月日が経過していたにもかかわらず、第5波の際には、入院できずに自宅で亡くなるコロナ患者が続出しました。コロナ病床がきちんと確保され、医療提供体制がしっかり拡充されてさえいれば、このような犠牲は避けられたはずです。

なぜ、我が国の医療提供体制は、すぐに医療崩壊の危機に陥るのでしょうか。事実解明のカギを握る7つの原因（容疑者）については、既に本書の中で詳しく論じた通りですので、ここでそれを繰り返すことは止めておきましょう。ただ、それらに共通するのは、これまでの医療政策の失敗に起因した問題であるということです。あるいは、医療政策の失敗が明らかになっても、長い間、事態を放置してきたことに根本的な問題があります。その意味で、簡単に医療逼迫を起こす我が国の医療提供体制は、過去の政策の「レガシーコスト（歴史的負債）」と言うべきです。コロナ禍の中で、我々は歪んだ医療提供体制を正さず、放置してきたことのツケを支払わされているのです。

問題はこれからです。ワクチンが急速に普及したことにより、今後はだんだんと平時に戻ってゆくことが期待されますが、我々は「喉元過ぎれば熱さを忘れる」で、再び医療提供体制の問題を放置してしまうのでしょうか。それとも、コロナ禍の尊い犠牲を無駄にしないためにも、ここで思い切って改革に着手するのでしょうか。まさに、我々は大きな歴史的岐路に立っているのです。

医療提供体制の問題も、新型コロナウイルスと同様、「正しく知ることで、正しく恐れる」ことが重要です。いつまでも、政治や行政、専門家に白紙委任するようなことを続けていてはいけません。最後にツケを回されるのは常に国民の側だからです。そして、すぐに先送りしたり、「改革やったふり」をしようとする政治や行政に対し、改革を実行するようプレッシャーをかけ続けなければなりません。本書が、そのきっかけとなれば、著者として幸甚の至りです。
本書を終えるに当たって、本書の編集を担当した講談社現代新書編集部の岡部ひとみさんに感謝を申し上げます。医療提供体制というトピックスは、医療問題の中でも特に専門的になりがちな分野ですが、岡部さんは読者目線に立って、的確な質問や指摘をしてくれました。本書が少しでもわかりやすいものになっているとすれば、それは岡部さんのおかげです。また、有益なアドヴァイスをいただいた青木肇編集長にも感謝を申し上げます。さらに、地域の成功事例について、ヒアリング取材に応じてくれた東京都杉並区役所と墨田区役所の皆様、特に田中良杉並区長と西塚至墨田区保健所長に感謝を申し上げたいと思います。

２０２１年10月

鈴木　亘

N.D.C. 369　187p　18cm
ISBN978-4-06-526417-1

本文イラスト／なかがわみさこ
（図表6－1、6－2）

講談社現代新書　2642
医《い》療《りょう》崩《ほう》壊《かい》　真《しん》犯《はん》人《にん》は誰《だれ》だ
二〇二一年一一月二〇日第一刷発行

著者　鈴《すず》木《き》　亘《わたる》　© Wataru Suzuki 2021

発行者　鈴木章一
発行所　株式会社講談社
東京都文京区音羽二丁目一二―二一　郵便番号一一二―八〇〇一
電話　〇三―五三九五―三五二一　編集（現代新書）
〇三―五三九五―四四一五　販売
〇三―五三九五―三六一五　業務
装幀者　中島英樹
印刷所　株式会社新藤慶昌堂
製本所　株式会社国宝社
定価はカバーに表示してあります　Printed in Japan

「講談社現代新書」の刊行にあたって

教養は万人が身をもって養い創造すべきものであって、一部の専門家の占有物として、ただ一方的に人々の手もとに配布され伝達されうるものではありません。

しかし、不幸にしてわが国の現状では、教養の重要な養いとなるべき書物は、ほとんど講壇からの天下りや単なる解説に終始し、知識技術を真剣に希求する青少年・学生・一般民衆の根本的な疑問や興味は、けっして十分に答えられ、解きほぐされ、手引きされることがありません。万人の内奥から発した真正の教養への芽ばえが、こうして放置され、むなしく滅びさる運命にゆだねられているのです。

このことは、中・高校だけで教育をおわる人々の成長をはばんでいるだけでなく、大学に進んだり、インテリと目されたりする人々の精神力の健康さえもむしばみ、わが国の文化の実質をまことに脆弱なものにしています。単なる博識以上の根強い思索力・判断力、および確かな技術にささえられた教養を必要とする日本の将来にとって、これは真剣に憂慮されなければならない事態であるといわなければなりません。

わたしたちの「講談社現代新書」は、この事態の克服を意図して計画されたものです。これによってわたしたちは、講壇からの天下りでもなく、単なる解説書でもない、もっぱら万人の魂に生ずる初発的かつ根本的な問題をとらえ、掘り起こし、手引きし、しかも最新の知識への展望を万人に確立させる書物を、新しく世の中に送り出したいと念願しています。

わたしたちは、創業以来民衆を対象とする啓蒙の仕事に専心してきた講談社にとって、これこそもっともふさわしい課題であり、伝統ある出版社としての義務でもあると考えているのです。

一九六四年四月　野間省一

政治・社会

日本語・日本文化